FACULTÉ DE MÉDECINE DE PARIS

THÈSE

N°

POUR

DOCTORAT EN MÉDECINE

(DIPLOME D'ÉTAT)

PRÉSENTÉE PAR

Joseph MORLAÂS

Né à Salies-de-Béarn le 14 Septembre 1895

Ancien Interne des Hôpitaux de Paris

TRAVAIL DU SERVICE DU PROFESSEUR AGRÉGÉ CHARLES FOIX

(Hospice d'Ivry)

CONTRIBUTION A L'ÉTUDE

DE

L'APRAXIE

Président : M. ACHARD, Professeur.

PARIS

AMÉDÉE LEGRAND, ÉDITEUR

93, BOULEVARD SAINT-GERMAIN

1928

THESE

POUR

LE DOCTORAT EN MÉDECINE

ANNÉE 1928

THÈSE

N°

POUR

LE DOCTORAT EN MÉDECINE
(DIPLOME D'ÉTAT)

PRÉSENTÉE PAR

JOSEPH MORLAÀS

Né à Salies-de-Béarn le 14 Septembre 1895

Ancien Interne des Hôpitaux de Paris

TRAVAIL DU SERVICE DU PROFESSEUR AGRÉGÉ CHARLES FOIX
(Hospice d'Ivry)

CONTRIBUTION A L'ÉTUDE

DE

L'APRAXIE

Président : M. ACHARD, *Professeur.*

PARIS

AMÉDÉE LEGRAND, ÉDITEUR

93, BOULEVARD SAINT-GERMAIN

1928

LE DOYEN . . . . M. ROGER.

I. — PROFESSEURS

MM.

Anatomie	ROUVIÈRE.
Anatomie médico-chirurgicale	CUNÉO.
Physiologie	ROGER.
Physique médicale	STROHL.
Chimie organique et chimie générale	DESGREZ.
Bactériologie	LEMIERRE.
Parasitologie et histoire naturelle médicale	BRUMPT.
Pathologie et thérapeutique générales	Marcel LABBÉ
Pathologie médicale	SICARD.
Pathologie chirurgicale	LECÈNE.
Anatomie pathologique	ROUSSY.
Histologie	CHAMPY.
Pharmacologie et matière médicale	TIFFENEAU.
Thérapeutique	LŒPER.
Hygiène	N.
Médecine légale	BALTHAZARD.
Histoire de la médecine et de la chirurgie	MÉNÉTRIER.
Pathologie expérimentale et comparée	RATHERY.
Clinique médicale	CARNOT. BEZANÇON. ACHARD. WIDAL.
Hygiène et clinique de la première enfance	MARFAN.
Clinique des maladies des enfants	NOBÉCOURT.
Clinique des maladies mentales et des maladies de l'encéphale	H. CLAUDE.
Clinique des maladies cutanées et syphilitiques . . .	JEANSELME.
Clinique des maladies du système nerveux	GUILLAIN.
Clinique des maladies infectieuses	TEISSIER.
Clinique chirurgicale	DELBET. HARTMANN LEJARS. GOSSET.
Clinique ophtalmologique	TERRIEN.
Clinique urologique	LEGUEU.
Clinique d'accouchements	COUVELAIRE. BRINDEAU. JEANNIN.
Clinique gynécologique	J.-L. FAURE.
Clinique chirurgicale infantile et orthopédie	OMBRÉDANNE.
Clinique thérapeutique médicale	VAQUEZ.
Clinique oto-rhino-laryngologique	SEBILEAU.
Clinique thérapeutique chirurgicale	DUVAL
Clinique propédeutique	SERGENT.
Professeur sans chaire	RRANCA
Hydrologie, thérapeutique et climatologie	M. VILLARET
Clinique de la tuberculose	L. BERNARD

II. — AGRÉGÉS EN EXERCICE

MM.

ABRAMI . . . . . Pathologie médicale.
ALAJOUANINE . . Neurologie et psychiatrie.
AUBERTIN . . . Pathologie médicale
BASSET. . . . . Pathologie chirurgicale.
BAUDOUIN . . . Pathologie médicale.
BINET . . . Physiologie.
BLANCHETIÈRE . Chimie biologique
BROCQ. . . . . Pathologie chirurgicale.
BRULÉ . . . . Pathologie médicale.
CADENAT . . . . Pathologie chirurgicale
CHABROL. . . . Pathologie médicale.
CHIRAY . . . . . Pathologie médicale
CLERC. . . . . . Pathologie médicale.
DEBRÉ . . . . . Hygiène.
DOGNON. . . . . Physique.
DONZELOT. . . . Pathologie médicale.
DUVOIR . . . . . Médecine légale.
ÉCALLE . . . . . Obstétrique.
FIESSINGER . . . Pathologie médicale
GARNIER. . . . . Pathologie expérimentale.
GATELLIER . . . Pathologie chirurgicale.
HARVIER. . . . . Pathologie médicale.
HEITZ-BOYER . . Urologie.
HOVELACQUE. . Anatomie.

MM.

HUTINEL. . . . . Pathologie médicale.
JOYEUX . . . . . Parasitologie.
LABBÉ (Henri). . Chimie biologique
LARDENNOIS. . . Pathologie chirurgicale.
LEMAITRE. . . . Oto-rhino-laryngogie.
LÉVY-SOLAL. . . Obstétrique.
LHERMITTE. . . Pathologie mentale.
LIAN. . . . . . Pathologie médicale.
LEROUX . . . . Anatomie pathologique.
MATHIEU. . . . Pathologie chirurgicale.
METZGER. . . . Obstétrique.
MONDOR. . . . . Pathologie chirurgicale
MOURE. . . . . Pathologie chirurgicale.
MULON. . . . . . Histologie.
PHILIBERT. . . . Bactériologie.
QUÉNU. . . . . . Pathologie chirurgicale.
RICHET Fils. . . Physiologie.
SÉZARY . . . . . Dermatologie et syphiligraphie.
VALLERY-RADOT
(Pasteur). . . . Pathologie médicale.
VAUDESCAL. . . Obstétrique.
VELTER . . . . . Ophtalmologie.
VERNE. . . . . . Histologie.

III. — AGRÉGÉS RAPPELÉS A L'EXERCICE

pour le service des examens

MM.

BUSQUET . . . . Pharmacologie.
GUÉNIOT. . . . . Obstétrique.
LEQUEUX . . . . Obstétrique.
NEVEU-LEMAIRE Parasitologie.

MM.

RETTERER. . . . Histologie.
TANON. . . . . . Pathologie médicale.
ZIMMERN . . . . Physique.

IV. — AGRÉGÉS CHARGÉS DE COURS DE CLINIQUE

à titre permanent

MM		MM.	
ALGLAVE	Clinique chirurgicale.	LÉRI	Clinique médicale.
AUVRAY	Clinique chirurgicale.	MOCQUOT	Clinique chirurgicale.
CHEVASSU	Clinique chirurgicale.	PROUST	Clinique chirurgicale.
LAIGNEL-LAVASTINE	Clinique médicale.	SCHWARTZ	Clinique chirurgicale.
LE LORIER	Clinique obstétricale.	GOUGEROT	Clinique médicale.
LEREBOULLET	Clinique médicale infantile.		

V. — CHARGÉS DE COURS

MM. MAUCLAIRE, agrégé	Chargé du cours de chirurgie orthopédique chez l'adulte pour les accidents du travail, les mutilés de guerre et les infirmes adultes.
FREY	Stomatologie.
CHAILLEY-BERT	Éducation physique
LEDOUX-LEBARD	Radiologie clinique

Par délibération en date du 9 Décembre 1798, l'Ecole a arrêté que les opinions émises dans les dissertations qui lui seront présentées, doivent être considérées comme propres à leurs auteurs et qu'elle n'entend leur donner aucune approbation ni improbation.

A MES PARENTS

MEIS ET AMICIS

A MON MAITRE ET PRÉSIDENT DE THÈSE

M. LE PROFESSEUR CHARLES ACHARD

PROFESSEUR DE CLINIQUE MÉDICALE A L'HOPITAL BEAUJON
SECRÉTAIRE PERPÉTUEL DE L'ACADÉMIE DE MÉDECINE

*En témoignage de ma profonde reconnais-
sance et de mon respectueux dévouement.*

A MON MAITRE

M. LE PROFESSEUR HENRI CLAUDE

PROFESSEUR DE CLINIQUE DES MALADIES MENTALES
ET DE L'ENCÉPHALE
MÉDECIN DE L'ASILE SAINTE-ANNE

*En témoignage de ma vive gratitude et de
mon respectueux attachement.*

A M. le Docteur Jean CATHALA

Médecin des hopitaux

*En témoignage de mon affectueuse recon-
naissance.*

A M. le Docteur ALAJOUANINE

Professeur agrégé, médecin des hopitaux

*En remerciement de sa cordialité et de ses
encouragements.*

A MES MAITRES DANS LES HOPITAUX

Externat :

> M. le Docteur GUINON
> M. le Professeur Prosper MERKLEN

Internat provisoire :

> M. le Docteur DARRÉ
> M. le Docteur Julien HUBER

Internat :

> M. le Docteur DUFOUR
> M. le Docteur Gaston MAILLARD
> M. le Professeur Charles ACHARD
> M. le Docteur LORTAT-JACOB
> M. le Professeur agrégé LAIGNEL-LAVAS-
> TINE
> M. le Professeur agrégé Charles FOIX (*in
> memoriam*)
> M. le Docteur TINEL
> M. le Professeur agrégé CHABROL

A M. le Docteur Charles FOIX (*in memoriam*)

Professeur agrégé a la Faculté de Médecine
Médecin de l'hospice des incurables a Ivry

C'est lui qui nous proposa le sujet de cette étude. Nous lui en faisons l'offrande. Si puissant que fut son esprit, il avait trop de finesse et son cœur était trop bienveillant pour que l'idée de son jugement nous soit redoutable.

Il croyait à la vie éternelle ; sa vie terrestre, déjà, y cherchait son stimulant et ses lumières ; nous nous avançons vers lui aujourd'hui comblé de la plénitude dont il était avide, avec la quiétude que verse en nous le charme d'une pensée si forte et d'une humilité si noble constamment accordées.

Avant même que notre travail ne fut engagé, les conseils, la direction espérés nous manquèrent ; nous nous rangeâmes sous le signe du souvenir ; il dura vivace, agissant ; il eut l'ardeur de l'invisible présence.

Le modeste élève est certain de l'indulgence de son maître ; il recevra l'accueil de l'ami ; car, de tout ce qui put l'animer, l'intention seule se.a retenue ; elle s'attachait simplement à honorer le maître au mieux des forces ; à lui marquer la reconnaissance, la fidélité méritées.

Maître bon et modeste, esprit lumineux et fécond, vous à qui nous devons les plus hautes joies de l'intelligence et beaucoup des exemples les plus édifiants, acceptez qu'au nom de tous les autres. votre dernier disciple vous exprime sa foi !

Cet essai est strictement personnel ; il n'engage que nous-même ; notre maître n'y est pour rien.

Nous avons essayé de tirer parti du matériel anatomique de son laboratoire ; la critique, la synthèse anatomique sont de nous seul ; nous ignorons comment, pour sa part, il les eût conduites.

Après un court aperçu historique, nous faisons l'étude séméiologique de l'apraxie idéatoire et de l'apraxie idéo-motrice ; ensuite, nous étudions les apraxies partielles et en particulier l'apraxie bucco-faciale sous la rubrique « apraxies spécialisées » ; à l'appui de cette dernière, nous tentons une étude séméiologique et fonctionnelle de l'anarthrie ; par nombre de points, elle nous paraît rattachable à une apraxie intéressant en propre la fonction du langage. Nous poursuivons, par l'étude psycho-pathologique puis anatomo-clinique des apraxies ; enfin nous proposons une explication physio-pathologique.

Aperçu historique

L'apraxie est l'impossibilité d'agir conformément au but qu'on se propose alors que la motilité est conservée.

Le trouble ainsi compris a été identifié par Liepmann en 1900 dans les conditions que voici : Il observa à l'asile de Dalldorf le Conseiller Impérial M. T., qui, à la suite d'une attaque sans perte de connaissance et sans paralysie consécutive, se montrait atteint d'aphasie et surtout d'une bizarrerie des gestes telle qu'on pensait, à son sujet, à une démence post-apoplectique.

Le malade, droitier, continuait à se servir surtout du bras droit et l'idée ne venait pas que si le bras gauche entrait seul en jeu il n'apparaîtrait aucune des erreurs relevées : Liepmann, immobilisant le bras droit et obligeant ainsi le malade à n'user que du bras gauche, le vit accomplir, sans erreur, les divers gestes demandés ; l'erreur réapparaissait dès la mise en jeu du bras droit.

Par cette manœuvre l'apraxie était isolée. Liepmann poussa l'étude clinique de son malade et mit en évidence les traits suivants :

A) Réponse aux ordres de gestes spontanés des membres.

α) Montrez le nez : il se raidissait, saluait à plusieurs reprises, les doigts de la main entraient en abduction, en adduction et si l'on insistait, il disait oui, agitant la main en écartant et raidissant les doigts.

Dès qu'on lui tenait la main droite, de la gauche il montrait le nez.

β) De même de la main droite, il ne pouvait ni montrer le poing, ni enlever le chapeau, ni montrer la cravate de l'examinateur.

B) Réponse aux excitations.

Lorsqu'on lui chatouillait le conduit auditif droit ou qu'on lui piquait la cuisse, il exécutait de la main droite des gestes impropres, ne ressemblant en rien à des gestes de défense.

C) Réactions de choix :

Parmi divers objets étalés, de la gauche, il prenait toujours l'objet indiqué ; erreurs continuelles de la droite.

Mais le trouble n'atteignait pas seulement les gestes dépendant des membres, il se marquait aussi dans le jeu des muscles de la face et de la bouche : l'anarthrie du malade ne lui permettait que quelques exclamations ; lors des essais de répétition de mots, il prenait des attitudes bizarres, saluait à plusieurs reprises, ouvrait exagérément les yeux, fléchissait la tête, faisait, de la bouche, des mouvements de happement.

Ces gestes où des mouvements aussi désordonnés s'observaient à l'occasion des divers commandements, intéresaient encore la musculature buccale, en particulier « tirez la langue ».

Toutefois, l'incapacité n'était pas totale, certains actes réussissaient toujours :

Touchant les membres : boutonner, déboutonner ;

Touchant la musculature bucco-faciale : mastiquer, déglutir.

Tels sont les principaux aspects du trouble qui se complètent des deux observations que voici :

a) Tous les actes où côté droit et côté gauche entrent en collaboration échouent : tenant correctement de la main gauche la redingote qu'il doit brosser, le malade porte, de la main droite, la brosse à l'oreille ; pendant que, de la main gauche, il tente de verser de l'eau dans un verre, il porte celui-ci simultanément à la bouche, de la main droite.

b) Le malade est incapable d'imiter le geste qu'il ne peut pas accomplir volontairement.

L'examen neurologique montrait en outre :

A droite : des troubles de la sensibilité : hypoesthésie très marquée au tact, plus légère à la douleur et à la chaleur ; de la topoanesthésie, perte du sens des attitudes, enfin de l'astéréognosie.

A gauche : rien.

Un trouble marqué du langage intérieur : les ordres simples étaient seuls compris : anarthrie complète.

Il n'y avait pas davantage d'affaissement intellectuel que chez un aphasique de son type.

Le trouble qu'il isole, Liepmann le dénomme « apraxie motrice » ; il le définit l'incapacité de mouvoir les membres conformément au but proposé, et ceci malgré l'absence de paralysie, d'ataxie ou autre perturbation, telle que tremblement, chorée, athétose.

Le mot « apraxie » n'était pas nouveau, il avait été créé par Gogoll pour désigner le trouble résultant de l'emploi erroné des objets par suite de leur reconnaissance incorrecte, en cas d'astéréognosie, par exemple. Cette apraxie n'était qu'une apparence ; le geste, en soi, était adéquat. Il correspondait à la représentation que le sujet se faisait de l'objet à manipuler. La manipulation est fausse, parce que la représentation est fausse.

Ces erreurs de représentation, Liepmann les dénomme « agnosies ».

L'apraxie n'est pas cela, elle est l'incapacité d'effectuer le geste que le malade voudrait effectuer. Aussi l'appelle-t-il « apraxie motrice ».

D'ailleurs, qu'il s'agisse de gestes sans maniements d'ob-

jets « intransitifs » ou avec maniement d'objets « transitifs » initialement, Liepmann ne distingue pas ; il a, en effet, élaboré une explication physio-psychologique du trouble. Le mécanisme de fond en est un. Les grandes lignes
sont fixes, les divers aspects cliniques sont seulement sous
la dépendance de variantes mineures du schéma fondamental.

Le retentissement de l'observation de Liepmann, des explications physio-psychologiques et des relevés anatomiques qui suivirent, fut considérable ; l'attention se porta
sur les observations antérieures du même ordre, non encore
distinguées ; de nombreuses observations suivirent :

Les unes mirent en évidence la bilatéralité possible de
l'affection ; d'autres firent ressortir les différences d'allure
des divers troubles observés et tentèrent la création de sous-
classes dans l'apraxie ; en particulier, une observation de
Stromayer montrait que l'apraxie pouvait ne se manifester
qu'à l'occasion de l'emploi d'objets, les gestes demeurant
parfaitement corrects sous toutes les autres formes.

Cet aspect spécial du trouble donne lieu à plusieurs observations de Pick relevées chez des aliénés : incapacité,
par exemple, d'allumer une bougie alors que bougie et boîte d'allumettes sont mises à la disposition du malade : pour
allumer l'allumette, il la frottera à la bougie ; ou bien,
omettant de l'allumer, il l'approchera de la mèche, sans réparer l'erreur dans aucun cas. Incapacité pour un fumeur
non paralysé de faire une cigarette ou bien, celle-ci étant
roulée, de l'allumer.

Il insiste sur la déficience de l'attention dans ces actes
désordonnés : chacun des éléments du geste étant correct,
seule leur succession est troublée par omission ou interversion ; parfois encore il y a erreur par suite d'arrêt à un
stade d'exécution incomplète.

Cette variété d'apraxie, Pick l'appelle « idéo-motrice »

pour marquer le rôle de l'attention ; et il signale comme élément perturbateur important : la persévération, c'est-à-dire la disposition à répéter tel élément de l'acte déjà exécuté au lieu de tel autre élément adéquat, reproduction plus ou moins fréquente, parfois même obsédante à la manière de l'intoxication par le mot dans les troub'es du langage intérieur.

Une séparation importante s'effectue ainsi entre apraxie motrice et idéo-motrice ; par la suite, on s'aperçoit que ces troubles peuvent se mêler, d'où la mise en évidence d'apraxies mixtes.

Cette distinction ; trouble du geste, ne comportant pas l'emploi d'objets, trouble des mouvements successifs, étapes successives vers une fin qui est l'emploi d'un objet nous semble avoir apporté une vive lumière dans le trouble complexe de l'apraxie.

Cette séparation, nombre d'auteurs, en particulier P. Marie, Claude, Ch. Foix, Brun la retiennent comme base même de leur classification. Nous nous rangeons à leur point de vue. Toutefois, dans la classification de ces auteurs et la nôtre, l'apraxie motrice devient idéo-motrice, l'apraxie idéo-motrice devient idéatoire ; non pas que ces appellations soient adoptées sans réserves par les auteurs mêmes qui en usent ; P. Marie fait, pour sa part, la critique du terme « apraxie idéo-motrice, qui lui semble restrictif par rapport au processus psycho-physiologique très complexe dont résulte le trouble ».

Nous étant donc, pour notre part, arrêté à cette grande division séméiologique et à cette terminologie, nous signalerons, pour faire connaître la diversité des points de vue qui ont dirigé l'étude de la question, la classification de Déjerine et celle de Von Monakow, Brun.

Déjerine procède du point de vue anatomo-physiologique ; il y a, selon lui, un centre où s'organise le mouvement volontaire. A sa lésion correspond l'apraxie idéatoire ; il y a un centre commandant à l'exécution du geste : sa lésion cause l'apraxie motrice. De l'atteinte des voies d'association des deux centres, résulte l'apraxie idéo-motrice.

Quant à Von Monakow, il distingue six formes d'apraxie

a) L'apraxie motrice unilatérale.

Le membre qu'elle intéresse est tout d'abord inactif. Il n'effectue spontanément ni sur ordre aucun mouvement, plus tard les mouvements sont incorrects, réalisant les imperfections que nous décrirons sous le nom d'apraxie « idéomotrice ».

b) L'apraxie sensorielle unilatérale.

Elle est fonction de troubles de la sensibilité et particulièrement de la sensibilité profonde. Avec elle va un certain ordre d'agraphie dite « agraphie cheirokinesthésique ».

c) L'apraxie motrice bilatérale.

On y retrouve les troubles bilatéraux de l'apraxie motrice unilatérale, troubles d'ordinaire très accusés avec très gros déficit de l'imitation. Ce type est associé à l'aphasie motrice.

d) L'apraxie agnostique.

Il s'y adjoint souvent l'aphasie sensorielle et l'agnosie visuelle. Cette apraxie bilatérale est caractérisée par des déraillements, des interruptions prématurées, ceux-ci commandés par l'élément agnosique.

e) Apraxie amnésique.
Causée par l'oubli du schéma du geste.

f) Apraxie idéogène.
Celle-ci se confond avec le type que nous désignons avec les auteurs apraxie idéatoire.

Brun a formulé sur la question de l'apraxie un point de vue très voisin du précédent ; toutefois, les formes cliniques se groupent un peu différemment.

A) Apraxies unilatérales.

1) Motrices : avec hémiplégie croisée et agraphie motrice ; souvent avec parésie, au début, de la main qui deviendra apraxique, et, en outre, aphasie motrice, rarement sensorielle.

2) Sensorielles : En général, avec gros troubles des sensibilités proprioceptives. Agnosie tactile.

B) Apraxies bilatérales.

3) Motrices : mais bilatérales avec gros élément agnostique et idéatoire.

4) Agnostique idéatoire : Apraxie à prédominance soit agnosique (agnosie optique, cécité psychique), soit idéatoire, soit amnésique.

Nous nous arrêterons donc au classement en apraxie idéomotrice et apraxie idéatoire, mais en poussant la séparation jusqu'à les isoler entièrement. A notre jugement, il n'y a, entre elles, aucune parenté, l'apparence seule peut les rapprocher, dans l'essence, elles sont absolument dissemblables.

L'activité gestuelle

Les principaux types de gestes

Nous écrivons ces pages en préambule. Il semble qu'elles devraient venir en conclusion, comme synthèse de nos observations cliniques. En fait, elles sont une conclusion dérivée de l'analyse et qui la précède pour sa plus grande clarté.

Tout au long de nos examens, en effet, nous avons été frappé par l'uniformité et la constance de certaines rencontres, de certaines contradictions, par des dissociations imprévues dont il nous fallait saisir le sens ; au fond, il se posait la question de l'unité ou de la diversité du geste et, faute de pouvoir, dans ce domaine, recourir à des méthodes plus objectives, nous avons procédé aux déductions du sens commun.

I. Il n'y a pas d'animal, si rudimentaire soit-il, non seulement sans mouvement, mais même sans activité gestuelle ; c'est-à-dire sans ces mouvements appliqués à un but sous la direction d'un commandement coordinateur pratiquement sinon analytiquement intelligent ; car, selon le goût de chacun, un tropisme, un tactisme ou bien une façon de pensée, un instinct, l'aura déclanché.

Le geste coordonné, appliqué, s'observe donc dans les formes les plus rudimentaires de la vie animale ; là, il répond aux besoins même de la vie ; par lui, l'animal subsiste ; il ne semble pas aller au-delà de cette activité qui fait subsister.

Mais à mesure que l'animal s'élève, le geste s'enrichit de catégories nouvelles. Déjà, chez le chien, outre les gestes de la quête, de la chasse, du rapport qui sont fonction d'un certain instinct de race, il y a toute une gesticulation pour traduire les principaux mouvements de son affectivité ; elle est peu nuancée, se borne à quelques attitudes corporelles : bondissement, sautillement, ébauche de fuite le corps tassé, la queue basse ou immobilisation dans le même tassement la tête penchée, enfouie dans les épaules, — attitudes pour exprimer la joie ou la crainte, — la mimique est corporelle, le visage joue peu, à peine les yeux, la gueule ; en somme, on relève quelques rares modes stéréotypés correspondant aux quelques modes affectifs, les mêmes chez tous les individus de l'espèce.

Chez l'homme, la vie affective est d'un mouvement infiniment riche, très souvent le geste corporel la souligne inconsciemment au même titre qu'une certaine variété de geste, celle qui constitue la mimique faciale souligne nos impressions les plus délicates, celles-là même que la conscience ne retient pas.

Les grands courants émotifs provoquent des attitudes qui nous rapprochent de l'animalité simple ; comme le chien, la colère, la frayeur, le contentement nous font nous exprimer par certains gestes involontaires contenus seulement par un acte de volonté, par une application purement humaine. L'homme s'est saisi de ces réactions instinctives ; il les a confondues avec l'état affectif même qui les engendre et, par abstraction, il en a fait le symbole des diverses formes de l'affectivité. Ainsi donc, certains aspects du geste constituent un geste qui nous est spontanément connu ; le plus débile, l'idiot perçoivent le sens du poing menaçant : l'enfant sait le sens de l'index qui levé au-dessus du poing fermé est agité à son adresse ; ce langage il le porte en soi, dans ses fibres, et, dès que les rouages de son système moteur seront pleinement coordonnés, à son tour instinctivement, il exprimera ses mouvements d'âme par ces mêmes gestes qu'il tenait en puissance dans le moment même où incapable de les exécuter, il en percevait le symbole.

Ainsi donc s'observe un premier ordre de symboles gestuels où rien n'est créé, mais seulement emprunté aux réactions gestuelles spontanées de l'homme.

Par contre, saisissant la valeur de la mimique, sa simplicité et sa force expressive, l'homme a élargi le symbolisme gestuel ; de toutes pièces il a créé des symboles dont l'usage, l'éducation nous enseignent le sens et la pratique.

C'est le symbole du signe de la croix, le salut militaire, le pied de nez, beaucoup moins ancrés en nous que les précédents, aussi nous semblent-ils beaucoup plus fuyants, plus aisément troublés lors des altérations pathologiques du geste.

II. Ce type de gesticulation dont la perturbation crée l'apraxie idéo-motrice trouve sa fin en lui-même ; il porte en lui son objet et par là se distingue du geste appliqué. Manier, fabriquer des objets sont une des formes les plus originales du geste humain, fabriquer ne lui appartient pas en propre, certains animaux peuvent créer, rayons de cire, nids, mais suivant un schéma établi de toujours dont ils ne s'écartent pas, en adaptant les mêmes éléments à une fin identique.

La variété de la création ou de l'utilisation mettent l'homme au sommet de la hiérarchie ; tout, de même que pour l'invention de gestes symboliques, il y a, au départ de ces aptitudes l'imagination créatrice ; dans leur conduite, la raison ; l'une et l'autre fertilisées par la volonté.

Nous insistons sur ce point de vue, car, nous le verrons, c'est dans la mesure où ces facultés d'application entrent en jeu davantage que l'apraxique manifeste davantage d'apraxie.

III. Le langage courant entend par geste « les mouvements, les attitudes générales, les déplacements d'ensemble par lesquels l'individu réagit aux actions que les divers êtres ou objets environnants exercent sur lui ». Il y a plus dans le geste ; et la psychologie actuelle s'essaie à démontrer que les formes les plus élevées de l'activité intellectuelle, par exemple le langage, ont été précédées par l'expression gestuelle du corps dont elles ne sont que des dérivations ; elles se sont substituées cette dernière grâce aux perfectionnements successifs de l'intelligence qui, naturellement vise à l'abstraction simplificatrice ; mais s'il s'est développé une aptitude, une fonction nouvelle, aussi bien langage, qu'écriture restent à base de geste.

« L'homme spontané a une tendance impérieuse à mimer corporellement et surtout manuellement les êtres environnants et leurs actions ; il ne peut guère se défendre d'accompagner de temps à autre ce geste d'un son caractéristique de l'être et de l'action. Ce son caractéristique n'est pas forcément une onomatopée comme on l'a beaucoup trop répété.

a) D'abord, le son vient parfaire la signification de tel ou tel geste mimique. Mais il n'est qu'un accompagnement, un adjuvant audible, d'une mimique visible, totalement expressive par elle-même.

b) Peu à peu chaque geste caractéristique est doublé d'un son.

c) Comme ce geste laryngo buccal sonore tout en étant beaucoup moins expressif se révèle moins dispendieux et réclame moins d'énergie que le geste corporel ou même manuel, il arrive peu à peu à prédominer.

d) Le geste corporel devenant de moins en moins utile se réduit progressivement. On arrive à une égalité de geste corporel et de geste laryngo-buccal.

e) Enfin, le geste croporel n'étant plus nécessaire, disparaît presque totalement et il faut des études spéciales pour retrouver son importance originelle. (*Psychologie du langage*, du R. P. Jousse, par Frédéric Lefèvre).

IV. Dans l'agraphie, il conviendrait aussi de faire la part du trouble proprement gestuel, il y a des agraphies et sans trop préjuger on peut concevoir deux grands groupes : l'un où domine le trouble de l'évocation du symbole graphique, pendant de l'aphasie de Wernicke ; l'autre relevant, avant tout, de l'impossibilité ou de la difficulté à tracer manuellement le symbole, à rapprocher de l'anarthrie.

Jusqu'aux troubles de la lecture nous étendrions cette distinction : d'un côté la cécité verbale, fait purement intellectuel, pendant de la surdité verbale ; de l'autre, certains types d'alexie relevant pour une part que nous ne saurions juger des mouvements propres de l'œil. Ces faits, Nuel, dans son ouvrage « La Vision », y fait allusion ; Kosleff y revient dans son travail sur « Le mécanisme cérébral de la pensée ». Parlant du Dr Nuel, il écrit : « Abordant ensuite la vision de la direction chez l'homme, il reconnaît que les photo-réactions de la rétine ne sont parfaites qu'au niveau des cônes de la fovea ; on constate que l'adaptation progressive de l'organe produit une modification du mécanisme primitif « de façon que, maintenant, comme premier effet d'une photo-réaction non maculaire, il survienne un mouvement somatique qui tourne la rétine iconoptique vers l'objet ». Ce mécanisme est fixateur du corps, de la tête, de l'œil ; mais le réflexe oculaire se développe graduellement et finit par remplacer les autres.

Pour Nuel l'acte visuel se compose de réactions en partie simplement oculaires, en partie somatiques ou cérébrales ; les premières modifient la seconde et en cela peuvent être considérées comme agissant sur la perception de la distance, de la grandeur, du relief, mais les données propres de la conscience ne peuvent être rattachées qu'à la réaction cérébrale ; elles n'acquièrent leur valeur subjective que dans la phase cérébrale du réflexe ».

L'apraxie idéatoire

Dans l'aperçu psychologique que nous venons de tracer, nous avons montré la séparation que nous faisions entre le geste simple spontanément ou conventionnellement symbolique et le geste appliqué, en particulier à la manipulation des objets. C'est ce geste appliqué, ce geste pragmatique dont la perturbation constitue, à notre sens, l'apraxie idéatoire.

Cette distinction fondamentale n'est pas reconnue par les classiques et pour en faire la preuve il nous suffira d'exposer le point de vue de Déjerine :

1° L'apraxie idéatoire ressortit au mauvais fonctionnement du sensorium. (l'esprit ou sensorium conçoit d'abord synthétiquement l'acte à accomplir et se le représente comme s'il était accompli ; puis il évoque dans l'ordre indispensable à l'économie les gestes, les représentations mentales des actes élémentaires nécessaires à la réalisation finale de la représentation directrice).

Pour la constituer il faut un trouble des fonctions psychiques (attention, mémoire, association des idées, réflexion). Cette apraxie, par sa cause, appartient donc à la pathologie mentale ; aussi quelques auteurs ont-ils rapporté son origine à la démence (ici comprise au sens psychiatrique exact d'affaiblissement intellectuel). Toutefois, dans l'ensemble des troubles rattachés, d'habitude et en bloc à la démence, elle représenterait alors un trouble clinique spécial, nettement individualisé, tout à fait parcellaire et systématique.

2° C'est essentiellement l'incapacité, consécutive aux altérations psychiques, d'établir un plan adéquat au but à poursuivre qui constitue l'apraxie idéatoire ou mieux, c'est essentiellement l'incapacité de mettre en ordre, sans hésitation, sans interversion, sans oubli, toute la suite des representations partielles qu'il faut traduire en actes secondaires pour aboutir à l'entière réalisation de la représentation directrice.

Aussi, cliniquement, pour l'observateur qui juge les troubles d'une intelligence d'après les seules réactions motrices et objectives, cet état psychopathique apparaît comme un trouble de la succession logique des divers actes partiels.

L'apraxique idéatoire auquel on fait allumer un bec de gaz tantôt s'arrête au premier acte (après avoir ouvert le robinet), tantôt il saute un acte (il présente au bec fermé l'allumette enflammée), — ou il en saute deux (il présente au bec toujours fermé l'allumette encore à frotter), — tantôt il intervertit deux actes successifs (il souffle l'allumette avant qu'il ait ouvert le robinet), tantôt enfin il accomplit, à l'exclusion des autres, un seul acte intermédiaire ou terminal. (Il frotte exclusivement l'allumette ou la jette aussitôt sans l'avoir allumée).

En pratique, l'impression qui domine est celle d'erreurs, de distractions, mais qui se reproduisent pour tout acte compliqué. D'ailleurs, les lapsus linguae, les lapsus calami, ainsi que tous les quiproquo de la motilité qui résultent, momentanément, de la timidité ou de la gêne, ne sont que des modalités fonctionnelles ou transitoires de cette variété d'apraxie ».

Plus loin, le même auteur écrit : « Il suit que le syndrome se manifeste d'une façon plus ou moins nette suivant la plus ou moins grande complication psycho-motrice de l'acte à réaliser. On conçoit qu'une altération des facultés psychiques ait d'autant plus matière à se manifester qu'on demande un travail plus délicat et plus compliqué.

Aussi, l'apraxie idéatoire apparaît-elle au maximum dans l'actualisation d'un projet idéatoire à représentations partielles multiples et rigoureusement enchaînées (faire allumer une cigarette en donnant au malade du tabac, du papier, des allumettes). Au contraire, elle est absente au cas où l'acte est court, en particulier quand son projet est fourni par un ordre donné au malade (faites un pied de nez, joignez les mains) qu'il accomplit alors presque automatiquement ».

Dromard et Mlle Pascal expriment la même idée par ces mots : « L'apraxie idéo-motrice se révèle dans les actes les plus simples, l'apraxie idéatoire dans les actes un peu compliqués ».

Déjerine poursuit : « Il suit, naturellement, qu'un effort d'attention peut, momentanément, supprimer parfois ou, tout au moins, atténuer l'apraxie idéatoire. Enfin, continuant à confondre geste sans l'emploi d'objets et gestes appliqués à leur emploi, il termine en ces termes : « Une apraxie idéatoire atteint sans distinction tous les mouvements compliqués où qu'ils aient à se produire ; elle atteint tous les départements musculaires.

Enfin, citant Dupré, il conclut : « L'apraxie idéatoire exclut, par définition, toute idée localisatrice. Elle est, pour ainsi dire, exclusivement fonction d'altérations psychiques. Or, les fonctions psychiques représentant le produit complexe des activités de perception et d'association disséminées dans tout l'encéphale ne peuvent reconnaître de localisations ni régionales ni lobaires et possèdent, par conséquent, dans l'écorce et ses dépendances, un substratum essentiellement diffus.

Pour résumer le point de vue classique, nous dirons donc :

L'apraxie idéo-motrice et l'apraxie idéatoire ne peuvent se séparer que du point de vue clinique. L'apraxie idéo-motrice désigne les perturbations des gestes simples ; l'apraxie idéatoire, celle des gestes compliqués, ceux qui ne s'exécu-

tent pas d'un seul mouvement, comportent des mouvements plus ou moins nombreux, coordonnés dans une succession fixe. C'est la succession qui est faussée, et ceci en
raison d'inadvertances, de distractions, fonctions d'une incapacité de l'esprit touché non pas dans un compartiment
spécial de ses activités, mais de manière diffuse et globale.

L'examen de nos malades nous a conduit à des conclusions tout autres.

a) Il est bien sûr que les erreurs dans la succession, interversions, oublis, constituent pour l'observateur la manifes-
tation la plus nette du trouble.

b) Mais le fond du trouble n'est pas là. Il consiste, ainsi
que nous l'avons déjà fait entendre, dans l'incapacité de se
servir des objets, incapacité dont nous verrons plus loin la
nature psychologique, car lorsqu'on est arrivé à cette conclusion on voit apparaître dans les actes les plus simples,
pourvu qu'ils comportent le maniement d'objets, des erreurs identiques à celles survenant dans les actes complexes
à échelons successifs.

Nous allons illustrer ce point de vue par divers exemples : Voici tout d'abord le cas d'une malade qui exécute
les divers tests de l'apraxie idéo-motrice que nous lui proposons. Elle ne révèle aucun trouble de cet ordre. De pri-
me abord, elle ne semble pas présenter la moindre apraxie
idéatoire : elle allume correctement la bougie au cours des
divers examens, se saisit d'une cigarette que nous dépo-
sons devant elle en l'invitant à la fumer et l'allume sans erreur pour la porter ensuite très correctement à ses lèvres.
Par contre, le trouble se manifeste lorsque nous lui demandons d'écrire son nom dans les conditions que voici :
nous plaçons sur sa table du papier, un porte-plume, une
plume. Elle fixe la plume au porte-plume ; il semble donc
qu'elle sache fort bien ce que sont porte-plume et plume ;
toutefois, l'encrier ne figurant pas sur sa table, sans deman-
der de l'encre, elle se met à écrire. Rien ne s'inscrit. Elle

humecte la plume comme elle eût fait d'une mine de crayon : nouvelle tentative inutile ; elle humecte à nouveau et s'étonne de ne pas réussir ; s'y reprend, après avoir humecté une troisième fois, et souligne par l'expression du visage, par le geste, son impuissance, dont la raison ne lui apparaît pas. Quelle conclusion tirer de ces faits ? Malgré qu'elle ait semblé savoir ce qu'était un porte-plume, objet ne fonctionnant que par le moyen de l'encre, la malade (anarthrique) n'avait de cet objet qu'une compréhension insuffisante ; il avait, de lui, le sens grossier d'instrument pour écrire. Elle s'en servait comme d'un crayon qu'il faut humecter ; porte-plume, crayon, objets de même utilité, mais d'identité différente, et, pour cela, commandant une application gestuelle différente, elle les confondait dans une compréhension grossière qui donnait au geste un déroulement erroné. Cet exemple nous semble explicite en raison de ceci que cette malade, malgré qu'elle fût anarthrique, agraphique, alexique, n'avait pas de surdité verbale, donc comprenait parfaitement ce qu'on attendait d'elle.

Son cas en éclaire d'autres moins significatifs en eux-mêmes en raison des troubles complexes accumulés : aphasie de Wernicke avec hémiplégie droite, apraxie idéo-motrice et idéatoire.

Nous demandons à la malade d'écrire son nom, en mettant à sa disposition encore un porte-plume sans encre. Elle réclame de l'encre, y trempe la plume, mais écrit en la disposant à l'envers ; elle met ses lorgnons et tente de vérifier pourquoi elle n'écrit pas ; mais elle a beau fixer la plume, elle ne corrige pas son erreur.

On lui présente des ciseaux en lui demandant d'en faire usage. Elle essaie d'écrire. On fait aller les ciseaux devant elle, elle dit alors : « Je m'en servais pour écrire, ce n'est pas étonnant que je n'aie pas réussi ».

Quelques instants après, elle entr'ouvre les ciseaux, semble ne pas savoir quel usage en faire. On lui dit : « Ecrivez vous nom ». Elle : « Avec ça ? », et, laissant les ciseaux qu'elle désignait, elle prend la plume.

On interrompt quelques instants l'examen : porte-plume et ciseaux sont restés devant la malade. On lui dit : « Servez-vous des ciseaux ». Elle essaie encore d'écrire. On découpe du papier devant elle, puis « servez-vous des ciseaux ». Elle recommence à écrire. On lui donne à nouveau l'exemple. Dès lors, sans hésitation, elle découpe du papier.

On la distrait ensuite, on lui fait exécuter quelques tests d'apraxie idéo-motrice ; entre-temps, furtivement, on enlève le porte-plume, on ne laisse que les ciseaux et on commande d'écrire. « Vous l'avez enlevé (le porte-plume), je n'ai plus rien », dit-elle.

Chez une autre malade, nous avons procédé comme voici : nous lui présentons une bougie qu'elle dénomme et une épingle de nourrice qu'elle appelle ciseau. Elle essaie d'allumer la bougie avec l'épingle et n'y parvient pas. Elle l'ouvre alors et de la pointe effilée fait une nouvelle tentative.

Nous lui présentons ensuite une boîte d'allumettes et elle allume alors fort correctement la bougie.

Ne voulant pas multiplier ces exemples, nous terminerons sur celui-ci : malade hémiplégique droit avec aphasie de Wernicke, apraxie idéo-motrice et idéatoire. On tente de le faire écrire, il prend la plume de la main gauche, essaie d'écrire non sur le papier, mais sur le couvercle de l'encrier et dit : « Il n'y a pas moyen ».

A) Le fait frappant donc chez l'apraxique idéatoire, c'est qu'il fait des gestes inappropriés. Il avorte dans sa finalité. Mais pour ce qui est du mouvement en lui-même, est-il correct ? Sa correction est parfaite à condition qu'il n'y ait pas d'altérations empêchantes, en particulier de la sensibilité, pas d'erreurs de direction, pas d'hésitations ou d'imprécision dans le développement des mouvements. Il nous a même paru fort curieux qu'en cas d'apraxie mixte idéatoire et idéo-motrice, les erreurs du mouvement gestuel propres à cette dernière ne vinssent pas altérer les mouvements appliqués. Nous n'avons pas aperçu dans les divers tests d'apraxie idéatoire les imperfections que les tests d'apraxie idéo-motrice venaient de révéler.

Dans des observations nombreuses d'apraxie mixte, nous avons vu mettre sur le compte de l'apraxie idéo-motrice coexistante les maladresses relevées à l'occasion de l'étude de l'apraxie idéatoire. Mais dans ces cas, il est toujours fait mention de troubles de la sensibilité qui en sont, à notre sens, seuls responsables. Il suffit, pour se convaincre des erreurs du geste possibles, de ce seul fait, d'observer des hémiparétiques avec hémianesthésie tout au moins quand leur infirmité n'est pas trop ancienne. Cette notion de la coexistence des deux types d'apraxie sans compénétration, nous la retenons pour appuyer notre point de vue de leur différence absolue de nature.

B) De plus, dans l'apraxie idéatoire, nous relevons un trait manifeste, comme nous le verrons, dans nombre de cas d'apraxie idéo-motrice, la persévération, c'est-à-dire le retour obsédant d'un geste précédemment exécuté. Il s'agirait, par exemple, en cas d'apraxie idéo-motrice de la conservation à l'occasion du salut militaire, de telle ou telle attitude des doigts, de la main, adoptées pour l'exécution antérieure du pied de nez.

Dans l'apraxie idéatoire, la persévération est d'un autre ordre. Il ne s'agit plus d'une altération de la démarche du mouvement ou de sa figure terminale, mais le retour obsédant de l'erreur dans l'emploi de l'objet : un exemple net nous en est fourni par la malade précédemment citée qui usait des ciseaux pour écrire. On lui montre l'erreur en se servant des ciseaux devant elle ; elle la reconnaît puisqu'elle s'écrie : « je m'en servais pour écrire, ce n'est pas étonnant que je n'aie pas réussi ». En effet, quelques instants après, le porte-plume ayant été enlevé, les ciseaux restant seuls, à l'ordre d'écrire son nom elle montre son embarras « avec ça ? » et le porte-plume ayant à son insu été remis sur la table, elle le prend. Mais c'est là une lueur du moment, il suffit après quelques instants de lui dire : « Servez-vous des ciseaux » pour qu'avec eux elle tente d'écrire.

L'erreur initiale intoxique donc la malade, bien qu'elle l'ait reconnue et qu'à diverses reprises elle ait fait emploi convenable de l'objet à utiliser, la notion nouvelle ne se fixe donc pas en elle, elle ne parvient pas à apprendre l'emploi de l'objet ce qui marque bien qu'il s'agit d'autre chose que d'une distraction passagère.

Mais dans le détail même de l'erreur, souvent on observe la persévération : frotter l'allumette contre la bougie, par exemple, dans les diverses épreuves successives, comme si le hasard ne jouait pas mais bien un plan pensé, établi suivant l'idée que le malade se fait de l'objet. Parfois pour la même épreuve, à plusieurs jours d'intervalle, on observera le même genre d'erreur.

C) En général l'incapacité est globale, elle se vérifie dans tous les tests proposés — mais pas toujours ; des formes parcellaires, électives presque, se peuvent observer ainsi que le prouve l'exemple que nous avons rapporté plus haut.

Si accusé que soit le désarroi, il demeure et ceci de façon constante certains aspects de l'aptitude : le malade qui ne sait plus allumer la bougie, mettre une lettre dans l'enveloppe, faire et allumer la cigarette, conserve cependant l'emploi convenable des objets utiles à son alimentation. Il use à peu près correctement d'assiette, fourchette, couteau, sait découper sa viande, s'alimente à peu près proprement et même sait déboucher sa bouteille de bière fermée par un bouchon automatique.

Nous insistions, dans un chapitre précédent, sur les déficiences qui apparaissent d'autant plus grossières qu'il est davantage besoin d'application volontaire. Nous voulons dire que les actes seront d'autant plus mal exécutés aussi bien dans l'ordre du symbole gestuel que dans la manipulation, qu'ils seront vides de tension spontanée, d'appétence, d'impetus. L'appétit, le désir de manger, exigences vitales parviennent à maintenir au jour l'aptitude.

D) Enfin un fait s'observe moins patent que dans l'apraxie idéo-motrice : la possibilité de l'emploi correct des objets, d'habitude imparfaitement utilisés et ceci, sans raison, comme si, dans une lueur subite le malade entrait dans la compréhension de l'objet ; lueur à éclipse dont l'origine vous échappe, l'instant d'après le malade retombant dans l'erreur. On ne peut s'empêcher de rapprocher ces retours à l'activité normale de l'évocation intermittente du mot propre dans l'aphasie.

Comment interpréter l'apraxie idéatoire

Pour Déjerine, Drourard, Mlle Pascal, nous l'avons vu, elle relève d'un trouble global des fonctions psychiques où s'entremêlent l'affaissement de l'attention, de la mémoire, de l'association des idées, de la réflexion.

L'opinion classique est telle : il s'agit bien de l'effondrement des facultés fondamentales de l'entendement. Lévy-Valensi, dans un article récent le souligne, « ce sont des déments, dit-il, de petits déments », cependant la dominante, selon lui, est l'impossibilité d'une attention soutenue. C'est là la cause principale du déraillement et par là il rejoint Pick, qui, ainsi que nous l'avons vu, introduisit l'apraxie idéo-motrice, à côté de l'apraxie motrice en faisant jouer pour elle le psychique davantage que le moteur, sous la forme d'une insuffisance de l'attention.

La distraction peut bien engendrer des inconvenances de cet ordre, mais accidentellement. Si de simple distraction il s'agissait, le sens critique s'exerçant, la distraction serait immédiatement réparée, l'acte corrigé au moins de temps en temps et surtout de plus en plus au cours des exercices successifs d'une même épreuve ; au lieu que l'apraxique se distingue par son acharnement à vouloir qu'une allumette non allumée mette le feu à la mèche ; ou encore, dans le cas de Liepmann, par l'application avec laquelle il brosse son habit avec une brosse à dents.

Mais s'il est dément, dira-t-on, il ne peut être question de sens critique. Est-il dément ? C'est le point à débattre. Le plus habituellement l'apraxique idéatoire est en même

temps apraxique idéo-moteur et aphasique, nous en verrons la raison. Si nous tenons compte de ces facultés d'in-
terelations absentes et de leur retentissement sur le fonc-
itonnement cérébral, ces malades peuvent-ils être clas-
sés dans la démence? Nous sommes disposé à admettre
qu'il peut y avoir eu baisse de l'acuité des diverses facultés basales de l'intelligence, attention, mémoire, etc. Mais
si leur acuité est moindre, elles subsistent et suffisamment
pour assurer un comportement aussi harmonieux, sinon davantage que celui d'un débile. Car en quoi par ailleurs le
comportement de ces malades peut-il être rapproché de celui d'un dément, ils ne se signalent par aucune attitude
anormale, par aucun acte délictueux, ils conservent une
affectivité ordonnée et même, dans la mesure où ils peuvent se faire comprendre, nous les voyons s'associer réguliè-
rement à l'ambiance.

Nous avons observé une malade atteinte d'apraxie idéatoire et d'apraxie idéo-motrice par lésion en foyer du cerveau
droit, dont le langage était conservé, elle était en plus pseudo-bulbaire. Malgré cet ensemble d'altérations encéphaliques elle ne se présentait aucunement comme une démente ;
le déraillement était absolument spécialisé aux gestes symboliques et appliqués — en somme, il ne touchait que les
fonctions praxiques.

Nous avons été frappé encore qu'une de nos vieilles malades, 84 ans, atteinte d'aphasie et d'apraxie mixte s'infor-
mait tous les matins, à la visite, de notre santé, parce
qu'elle nous avait su légèrement grippé ; il y avait là, outre
la courtoisie, une mémoire et un à-propos qui sont peu dans
l'ordre de la démence.

C'est là un point très important sur lequel nous reviendrons ultérieurement.

D'autres auteurs recourent avant tout, pour l'explication à un trouble de la mémoire, il y a amnésie : le malade a
oublié l'ordonnance des étapes qui, par une succession ré-

gulière, mènent au but. Ils parlent volontiers d'oubli de notions dédactiquement apprises.

S'il ne s'agissait que de cela, il resterait le jugement, or il subsiste suffisamment dans tous les ordres de faits hormis les faits de l'acte pratique pour que, s'il se pouvait appliquer à ceux-ci, la succession régulière fût logiquement rétablie ; voyant une allumette, un frottoir, une bougie, ensemble d'objets reconnus, puisque dans la plupart des cas dénommés ou dénommables, il suffirait d'une opération de l'esprit bien simple pour retrouver leurs rapports ; au pire plusieurs essais les feraient apparaître, tandis que le malade se tient à une seule initiative, rarement deux, immédiatement absurdes et s'y obstine.

Le point donc est l'incapacité de juger, d'inventer, quand il s'agit des objets, nous essaierons d'en préciser la raison.

Charles Foix aperçoit un lien étroit entre les troubles de l'aphasie de Wernicke et l'apraxie idéatoire. L'aphasie de Wernicke est causée, confirme-t-il, par des lésions pariéto-pli courbe, l'extension des lésions aux régions voisines du lobe temporal adjoignant à l'aphasie de Wernick l'apraxie idéatoire. Dans ces deux syndromes, selon lui, l'élément amnésique est l'élément fondamental.

« L'impossibilité de la dénomination des objets se trouve, au point de vue clinque, l'élément essentiel, comme aussi de point de vue pathologénique en ce qui concerne le langage ; mais il s'y associe toujours, à quelque degré l'un des 3 symptômes suivants dont les 2 premiers sont constants, le troisième restant plus rare. Ces symptômes constituent, à notre sens, les 3 échelons du même trouble. Ce sont :

L'oubli des notions didactiquement apprises que démontre, en particulier, la perte du calcul.

L'oubli des actes complexes et délicats. Ce sont par exemple les actes de métier : la cuisinière citée par P. Marie, ne sait plus faire cuire les œufs ; un électricien observé par nous ne sait plus monter une sonnerie ; nous approchons ici des phénomènes attribués à l'apraxie idéatoire,

L'oubli des actes relativement faciles, mais comportant une série d'éléments (tels que l'acte d'allumer une bougie). C'est exactement l'apraxie idéatoire.

Celle-ci apparaît donc comme le maximum des phénomènes amnésiques de l'aphasie temporo-pariétale. Rien d'étonnant, dès lors, qu'elle lui soit fréquemment associée et que aphasie de Wernicke, hémianopsie, apraxie idéatoire constituent un syndrome caractéristique des lésions profondes de la région (P. Marie et Foix). Ce qui ne veut pas dire que l'apraxie idéatoire ne puisse être engendrée par d'autres syndromes amnésiques, dans les états démentiels, par exemple.

En résumé, l'élément amnésique de l'aphasie de Wernicke n'est pas strictement limité à la parole. Il porte, en outre, sur les notions didactiquement apprises, sur les actes complexes et délicats, enfin sur les actes relativement simples, mais comportant une série d'éléments ; très marqué, il réalise ainsi le tableau de l'apraxie idéatoire et celle-ci apparaît comme l'aboutissant de l'amnésie aphasique ».

La rencontre ordinaire de l'aphasie de Wernicke et de l'apraxie idéatoire associées d'ailleurs à peu près toujours à l'apraxie idéo-motrice au cours des ramollissements cérébraux auxquels pensait notre Maître crée une parenté de fréquence indiscutable entre ces divers troubles ; mais peut-on conclure que l'un ne soit que la forme extrême de l'autre ?

Tout d'abord, ainsi que notre Maître l'a précisé peu de temps avant sa mort, l'association est commandée par la vascularisation, c'est le fait de la lésion de telle artère ou de telle autre que l'aphasie de Wernicke au lieu d'exister seule s'associe l'apraxie. Même notre Maître isole deux types de ramollissement : l'un dit pariéto-pli courbe constitué cliniquement par les éléments suivants :

> Apraxie idéo-motrice ;
> Aphasie de Wernicke modérée :
> Hémianopsie ;
> Sans apraxie idéatoire.

L'autre dit temporo-pli courbe avec :
> Hémianopsie
> Aphasie de Wernicke, le type très net ;
> Une apraxie idéatoire.

Enfin, il isole, toujours commandé par la systématisation vasculaire, un type total pariéto-temporo-pli courbe donnant lieu aux grandes aphasies de Wernicke avec apraxie idéatoire et idéo-motrice.

L'analyse de ces syndromes nous montre un lien aussi fixe entre l'aphasie de Wernicke et l'apraxie idéo-motrice, qu'entre elle et l'apraxie idéatoire ; Ch. Foix établit la filiation dans ce dernier cas seul, en raison d'une intensité plus grande alors de l'aphasie.

Poursuivant le rapprochement ne pourrions-nous pas dire que l'apraxie idéo-motrice apparaît en cas de dysmnésie légère, celle-là qui, du même coup, cause une aphasie de Wernicke atténuée, les troubles dysmnésiques maximum causant les trois aspects de la déficience : grosse aphasie de Wernicke, apraxie idéo-motrice, apraxie idéatoire?

Or, notre maître a montré qu'il existait des apraxies idéo-motrices dans les syndromes de l'artère du sillon interpariétal, indépendamment de toute aphasie de Wernicke, la dissociation des syndromes vasculaires qui crée l'isolement clinique de l'apraxie idéo-motrice, ne se réalisant guère pour l'apraxie idéatoire, ne sommes-nous pas autorisés à penser, par analogie, qu'il y a simple coexistence forcée par la vascularisation entre aphasie de Wernicke et apraxie idéatoire et non dérivation?

Continuant à nous appuyer sur les cas cliniques causés par le ramollissement, nous apportons un fait qui a, croyons-nous, non plus valeur de vraisemblance, mais de démonstration. Nous avons observé une malade qui, en dehors de toute aphasie au moins notable (tous les objets présents ont été nommés — les phrases élémentaires d'ailleurs étaient correctes — pas de surdité verbale) présentait à la fois une apraxie idéatoire et idéo-motrice et ceci du fait d'une lésion du foyer dont nous donnons le compte rendu (observ. 14). Nous signalons ici, cependant, que cette malade, droitière, présentait un gros ramollissement du cerveau droit répondant aux centres pariétaux et temporaux des apraxies et de l'aphasie de Wernicke (ramollissement total pariéto-temporo-pli courbe de Foix).

Les apraxies sont donc indépendantes de l'aphasie de Wernicke. Y avait-il chez elle dissociation des centres, ceux du langage siégeant à gauche, comme normalement, ceux de l'enpraxie, à droite, anormalement?

De toute manière, en dehors de l'argument de coexistence du simple fait de la distribution vasculaire, en dehors encore des critiques formulées à l'occasion des autres explications fonctionnelles et qui vaudraient ici encore, nous croyons que ce cas d'exception établit l'existence théorique, virtuelle d'apraxie idéatoire sans aphasie et que l'intensification extrême du déficit amnésique prédominant dans celle-ci, n'explique pas l'apraxie idéatoire.

D'ailleurs nous avons observé plusieurs cas d'apraxie idéatoire avec aphasie de Wernicke fruste et dans un cas en l'absence d'apraxie idéo-motrice.

A quelle interprétation nous conduit donc l'examen des faits cliniques. Résumons-les.

L'apraxie idéatoire est l'incapacité d'utiliser correctement les objets.

Le trouble est d'ordinaire global, cependant il peut ne se manifester qu'à l'occasion de certains faits (utilisation du porte-plume chez notre malade) qui ne sont pas nécessairement les plus complexes, ceux comportant des étapes successives (notre malade pouvait allumer la bougie, la cigarette).

Il y a possibilité, dans le trouble de clartés subites, mais éphémères.

Ce trouble n'est pas susceptible d'amélioration par rééducation. Les mêmes exercices répétés nombre de fois ne font pas apparaître une amélioration spéciale.

Cependant l'incapacité peut n'être que passagère et on voit alors, sans entraînement spécial revenir en bloc l'aptitude, le jour ou le grand apraxique sait utiliser quelques objets, il sait les utiliser tous : il a alors récupéré la fonction.

C'est bien d'une fonction spécialisée, en effet, qu'il s'agit, laquelle s'effondre en certaines circonstances, comme se peut effondrer la fonction du langage ; savoir employer ou créer des objets est une fonction particulière, isolée, indépendante des autres fonctions spéciales de l'homme, chacune a ses ressorts, son mécanisme propre dont il ne nous viendrait pas l'idée de préciser les rouages, mais nous nous attacherons ultérieurement à en fixer la place parmi les facultés de l'esprit.

S'il ne nous est pas possible de disséquer la fonction, peut-être pouvons-nous saisir par quel biais elle pèche dans l'apraxie idéatoire.

Si le malade n'utilise pas convenablement l'objet, c'est parce qu'il ne la connaît pas. Mais, dira-t-on, ces allumettes, cette bougie, il les connaît puisqu'il les a dénommées au préalable (nous rappelons que l'objet peut être mal utilisé bien qu'ayant été appelé de son nom). L'objection ne tient pas. Dénommer, c'est séparer les choses, les classer dans l'abstrait ; du point de vue pratique, la dénomination n'est pas indispensable ; ce qui l'est, c'est leur identification, c'est-à-dire, la connaissance de leur nature.

La nature d'une œuvre d'art est d'être belle, elle ne vaut, elle n'est que par sa signification esthétique, ce qui veut dire que s'offrant au jeu purement spéculatif de l'intelli gence, elle est dépourvue de signification pragmatique. Ainsi elle échappe au geste. A cette classe d'objets s'opposent ceux qui ne valent que par leur portée pratique. Cette signification pratique, pragmatique est gestuelle. L'allumette ne découvre sa signification que lorsque d'un certain mouvement intelligent supposant que par avance je suis entré dans la compréhension de l'objet, au sens de la logique, je frotte l'extrémité inflammable sur le côté utile de la boîte, laquelle n'est essentiellement boîte d'allumette que par ce caractère pratique de contenir les allumettes ; son sens ne déborde pas ce truisme.

Supposons que je n'aie jamais conduit d'automobile et que j'ignore son mécanisme, je n'en désigne pas moins le véhicule de son nom, je ne l'ai pas pour cela identifié. Si je le désigne comme un objet destiné à l'auto-locomotion j'en possède un sens grossier qui me fait éviter la confusion avec une voiture à chevaux, mais pas davantage.

Me demande-t-on de l'utiliser, c'est-à-dire, de faire les gestes qui donneront à ce véhicule sa véritable signification, celle de faire progresser de ses propres moyens, sans traction surajoutée, je deviens apraxique idéatoire ; les gestes à faire, ignorant tout du mécanisme, je les fais sans ordre, je freine au lieu d'accélérer, je recule au lieu d'avancer et en raison même de mon ignorance il m'est impossible d'établir le schéma de mon action.

Un conducteur qui aurait quelque sens mécanique identifierait l'objet ; même, devant conduire une machine de marque inconnue il parviendrait, moyennant un raisonnement appliqué, à établir le plan du mécanisme.

Cela, l'apraxique ne peut pas le faire ; cette identification pragmatique par le moyen du raisonnement il ne la peut pas. Ce compartiment de l'activité intellectuelle lui est fermé, il a perdu la fonction que d'ailleurs le dément conserve : il est atteint d'agnosie d'utilisation.

Mais ce qui singularise encore davantage le trouble et en fait un déficit électif de fonction, c'est qu'il peut ne se manifester que lors de la mise en jeu d'une seule main, la gauche ou la droite selon les malades. Ce fait dont nous n'avons pas d'observation personnelle, nous le trouvons consigné dans l'observation principale de Liepmann qui, selon sa terminologie propre, range le trouble dans l'apraxie motrice : les erreurs commises dans l'emploi du peigne, de la brosse à dents que nous avons signalées, elles ne se manifestaient que lorsque ces objets étaient employés par la main droite, dès que la gauche s'en saisissait, leur emploi était adéquat.

Nous rappelons que nous n'avons pas d'exemples personnels et que, dans nos lectures, aucun autre ne nous a frappé. Semblables traits nous sembleraient d'une haute portée ; ils créeraient un lien physiologique entre les divers types idéatoire, idéo-moteur de l'apraxie, car ce dernier peut assez fréquemment être unilatéral ; autre trait commun : dès que, dans les cas de déficience unilatérale, le côté sain s'associe à l'acte, la perturbation devient bilatérale ; nous le marquerons, pour l'apraxie idéo-motrice, sur des cas observés par nous. Liepmann le souligne pour l'apraxie idéatoire ; tous les actes où le côté droit et le côté gauche entraient en collaboration échouaient : tenant correctement de la main gauche la redingote qu'il doit brosser, le malade porte de la main droite la brosse à l'oreille ; pendant que de la main gauche il verse de l'eau d'un broc dans un verre, celui-ci simultanément est porté à la bouche de la main droite.

Sans vouloir d'ores et déjà entrer dans les interprétations physio-pathologiques, il découlerait de ces faits qu'il existait pour chacun des membres un centre d'élaboration et de commandement gestuel, chacun des deux hémisphères paraissant agir pour son compte.

Apraxie idéo-motrice

C'est avant tout, à notre jugement, le trouble du geste en soi, c'est-à-dire non appliqué, celui qui relève du symbolisme (ce trait nous semble la dominante ; sans exclusion cependant des gestes n'ayant aucun sens symbolique). Ses altérations sont extrêmement variables, cependant dans leur multiplicité, peu à peu il nous est apparu des constantes ; nous les étudierons tout d'abord, puis nous rechercherons si en nous basant sur elles il ne nous est pas possible de classer l'apraxie idéo-motrice au point de vue séméiologique d'après des types assez nettement tranchés.

A) La forme du geste. Les déformations.

Dans la plupart des cas que nous avons étudiés, l'ordre du geste étant donné, l'exécution suit ; celle-ci se présente déformée selon deux aspects :

L'un tient à la persévération.

L'autre est réalisé spontanément, sans intervention parasite des gestes antérieurs.

α) *La Persévération.* — a) Nous l'avons signalée déjà dans l'apraxie idéatoire elle signifiait la reproduction invincible de l'erreur déjà commise et déjà nous la rapprochions de l'intoxication par le mot dans l'aphasie. Ici, on retrouve dans le geste nouveau tel ou tel détail indéquat, souvenir d'un geste précédent.

Par exemple, le souvenir du pied de nez précédent apparaîtra pour le salut militaire dans l'attitude des doigts maintenus déployés en éventail avec appui du pouce sur la tempe. Inversement pour le pied de nez les quatre doigts appliqués côte à côte, tandis que le pouce en abduction est appliqué au bout du nez, rappelant le salut militaire exécuté plus ou moins longtemps auparavant. C'est là, en ce qui touche la déformation du geste, l'aspect à retenir de la persévération, elle peut se manifester de façon globale pour le retour substitutif du geste antérieur avec l'intensité de l'intoxication véritable ; mais ce type ne s'observe que chez les grands aphasiques, l'intoxication par le geste y est absolument du même ordre que l'intoxication par le mot.

Cependant à l'occasion même de la persévération simple, l'aphasie revient à l'esprit ; le mot nouveau altéré par la ou les consonnes retenues des mots antérieurs, fait pendant au trouble gestuel que nous analysons ; mais cette paraphasie ne s'observe pas avec la netteté, la fréquence, la prédominance remarquables dans nombre d'apraxies idéo-motrices.

b) Sous une seconde forme, on est frappé par des déformations absolument différentes. Il n'intervient ici aucun parasitisme, c'est le développement même du geste qui pèche.

Dans le salut militaire, la main correctement disposée sera appliquée trop haut ou trop bas latéralement, ou bien le malade la portera soit sur la figure, en la disposant sur l'œil, soit sur la nuque. Souvent, en outre, la main sera mal disposée, la paume en arrière, ou incurvée en creux.

De plus, tandis que dans les cas purs de persévération le geste est, en gros accompli sans trop d'hésitation, lorsque des troubles de ce dernier ordre s'observent, ils vont avec une hésitation notable du mouvement qui se distingue par son imprécision, son peu d'assurance. On a l'impression que le malade n'est pas maître de le conduire à sa guise ; il semble perdu, interroge souvent : est-ce comme ça, est-ce bien ?

c) Une autre cause de trouble de l'exécution peut être la

persévération tonique (par opposition à la persévération précédemment étudiée qui est dite clonique) telle que au milieu du geste le sujet ne peut plus poursuivre comme immobilisé sur place. Nous n'avons pas observé des troubles nets de cet ordre, peut-être était-il en cause une fois où, demandant à une malade aphasique de faire le geste d'attraper une mouche, elle a déposé sa main en creux sur la table, n'a plus bougé et comme nous lui disions, qu'elle avait bien commencé et de partir, il nous sembla aux signes qu'elle nous faisait qu'elle ne pouvait pas et, de fait, elle resta quelques instants dans cette attitude.

Au cours des lectures les exemples abondent ; tel celui du malade de Brun qui sollicité de faire en l'air un signe de croix, ouvrait démesurément la bouche et les yeux, faisait des mouvements indéterminés de la tête mais n'arrivait pas à déclancher le mouvement du bras ; ces gestes de suppléance servant à dériver une activité qui ne réussit pas à s'exercer au bon endroit et dans la bonne forme, nous les avons observés avec une fréquence et une évidence très marquée dans l'apraxie bucco-faciale que nous étudierons plus loin.

B) *La Dyskinésie spatiale.* — Laissant de côté la persévération, nous nous attacherons davantage à ces déformations du geste que les erreurs topographiques dominent, déformations incorrigibles malgré l'exemple.

Il est bon de suivre de près le malade. Nous le rappelons, il est rare qu'il s'arrête à la première attitude, spontanément il tente la correction, s'essaie à des attitudes nouvelles, on le sent alors en plein effort, le regard est interrogateur ; il attend une direction, parfois il arrive à la correction, d'autres fois s'immobilise en fausse position en croyant, semble-t-il, à la réussite.

Il nous semble que le trouble n'a rien à faire avec une évocation erronée pour les raisons suivantes : nous avons exécuté devant plusieurs malades de ce type des tests erronés ou corrects en leur demandant de nous faire savoir leur jugement ; toutes les incorrections ont été relevées, les exécutions correctes reconnues telles.

Plusieurs malades nous ont décrit le geste avant l'exécution qui fut très imparfaite.

L'exemple pour conduire l'exécution ne l'améliore guère, pas davantage le fait de la suivre des yeux sur une glace. En revanche, celle-ci n'est pas malgré l'inversion de l'image une cause d'aggravation.

Enfin, nous tenons d'une malade qui s'analysait fort bien les indications suivantes : « On lui demande alors qu'elle se tient dans la position du salut militaire, de faire un pied de nez, elle exécute le mouvement suivant : pivotant sur l'index, elle cherche du pouce le bout du nez et, l'ayant trouvé, elle met la main dans son prolongement disant : C'est idiot, pour que je sache où est mon nez il faut que je le sente avec le doigt » comme si elle avait perdu le sens intuitif de la disposition relative des divers segments de son corps. Ceci seulement dans l'exécution des ordres, car dans son activité spontanée elle n'a jamais accusé de ces difficultés. Par ailleurs, aucun trouble de la sensibilité.

Cette malade est la même qui du côté gauche, malgré une évocation initiale précise, voyait celle-ci s'effacer dès que le geste se déclanchait, empêchant ainsi sa poursuite.

Le fond du trouble nous semble très proche de la planotopokinésie de P. Marie, Bouttier et Belley, sinon semblable à elle ; ce sens particulier doit être mis, pour l'explication à la place de la sensibilité superficielle ou profonde qui n'est pas troublée dans nombre de cas et qui, ainsi que nous le montrerons ne joue pas lorsqu'elle l'est.

Le 1ᵉʳ malade de P. Marie, Bouttier et Belley, présente :

— Hémiparésie droite de troubles aphasiques presque entièrement régressé.

Et surtout les anomalies suivantes :

a) Ne peut enfiler sa chemise ;

Est incapable de faire un nœud de cravate ;

Quand on lui demande de reproduire des gestes fins avec ses doigts opposition du bout de 3 doigts de la main droite à ceux de la main gauche, ou de reproduire des 8 avec pouce et médius de chaque main, incapacité absolue.

, Quand on se place devant lui et qu'on lui demande de reproduire, suivant la technique de Head, certains mouvements (index droit sur l'oreille gauche, index gauche sur l'oreille droite), il se trompe de côté très fréquemment et exécute les gestes « en miroir » ; quand il rectifie c'est à la suite d'une réflexion prolongée et d'un raisonnement logique.

b) Déficit de la représentation spatiale :
Ne peut pas se conduire sur un plan.

Ecriture à peu près correcte dans la succession des lettres, mais illisible parce que les lettres chevauchent dans tous les sens (rien aux yeux). Dans les calculs, les chiffres empiètent sur la barre « comme si le malade était attiré vers elle par une force irrésistible. »

2° malade : Bon mathématicien ; léger déficit intellectuel, mais insuffisant pour expliquer le trouble ; pas d'aphasie.

Ne peut enfiler sa chemise ; est obligé d'y plonger d'un seul coup et tout droit après en avoir relevé les pans. Si sa manœuvre ne réussit pas, il est perdu et ne peut plus en sortir sans aide.

Il est très affirmatif sur ce fait qu'il peut en décomposer les mouvements successifs, mais qu'il a perdu absolument la notion de leur direction :

Enfile une chaussette par le talon.

Impossibilité de faire un nœud avec sa cravate ou de la ficelle.

Reproduction en miroir des mouvements des épreuves de Head, chevauchement des lettres, des chiffres.

Chez ces 2 malades les tests d'apraxie ont été parfaitement exécutés.

Les troubles qu'ils présentent relèvent pour les auteurs du trouble de la représentation spatiale. A l'ocacsion du premier malade, ils concluent: « Il existe chez lui un trouble profond de la représentation spatiale dans ses rapports avec l'exécution des mouvement volontaires. A l'occasion du deuxieme. « Il a parfaitement la représentation mentale de l'acte qu'il doit faire, il peut parfaitement l'exécuter (les tests de l'apraxie le démontrent) mais il échoue dans la mesure où l'exécution de ces actes fins nécessite la représentation spatiale ».

Nous pensons à la relation de nature entre la planotopokinésie et le trouble qui fait errer le geste selon le type que nous envisageons d'abord en raison de l'existence dans les cas précités de tests semblables à ceux usités dans l'étude de l'apraxie : impossibilité de faire des doigts un 8, reproduction en miroir des tests de Head, d'autre part, parce que au cours d'apraxies authentiques, on relève la même impossibilité de faire un nœud de cravate ou d'empaqueter un objet quelconque, ceci malgré la connaissance de l'utilisation des divers objets : ficelle, papier, etc.

Cette incapacité chez des malades aptes à tous les gestes intransitifs, même les plus symboliques et, inversement, l'impossibilité de gestes corrects alors que ces manipulations sont parfaitement ordonnées, constitue la séparation de ces deux ordres de phénomènes, qui semblent bien être de même essence, de telle manière qu'à la planoto pokinésie, nous adjoindrons la diskinésie spatiale qui est un trouble proprement apraxique.

En effet, s'agit-il, de représentation spatiale? les malades situent correctement les objets autour d'eux, les éléments topographiques ; il n'y a pas confusion de plans. Ils ne sont pas davantage étrangers à eux-mêmes; ils se perçoivent dans leurs divers segments selon les dispositions réelles; ils ont la vision mentale de leurs attitudes ; c'est seulement à l'occasion du geste, et du geste volontaire, qu'ils perdent, tandis que le bras évolue, la notion de son développement spatial par rapport à eux-mêmes et, le geste se terminant (pied de nez par exemple), le pouce étant amené sur la bouche, leurs regards, leurs interrogations marquent bien le sens qu'ils ont de l'erreur, mais aussi leur impossibilité ou tout au moins leur grande difficulté à la corriger.

Il s'agit donc moins de l'impossibilité d'utiliser l'espace en dehors d'eux-mêmes (planotopokinésie) que de développer le geste selon les proportions justes par rapport à eux-mêmes (dyskinésie spatiale).

B) L'IDÉE DU GESTE. L'ÉVOCATION.

Dans ces diverses perturbations, il ne s'agit que de troubles de l'exécution ; mais il s'observe dans l'apraxie idéomotrice, tout comme dans l'aphasie des troubles de l'évocation qui sont, en certains cas, très notables.

a) Certains malades sont incapables même d'ébaucher le geste demandé et disent « je ne sais pas » à la manière de l'aphasique qui ne trouve pas le mot qu'on sollicite. Par contre, le malade reconnaît fort bien les gestes effectués devant lui ; il n'a pas perdu le sens de leur symbole et nous n'avons rien observé qui se puisse comparer, dans cet ordre, à la surdité verbale.

b) Nous avons observé un cas assez particulier où l'évocation qui se faisait normalement s'effaçait dès que s'ébauchait le geste. Il s'agissait d'une malade apraxique du côté gauche chez qui ne se relevait aucune déficience droite. Elle savait donc comment se devait exécuter le geste, puisque, à droite, elle l'exécutait toujours. Au repos, lorsqu'on lui demande d'imaginer quelqu'un gesticulant ou de se représenter elle-même accomplissant tel test de la main droite ou de la main gauche, aussi bien pour l'une que pour l'autre, elle se représente l'acte.

Alors qu'on allait le lui faire exécuter à gauche, on insistait, disant : « Vous nous représentez bien le geste à faire ? », elle acquiesçait. Dès que l'ordre était donné et que l'exécution devait commencer, elle restait en échec, incapable, disait-elle, toute le temps qu'elle s'efforçait à cette exécution impossible, de s'en représenter la forme ; la vision mentale s'effaçait dès qu'elle voulait passer à l'acte.

Récemment, au cours de la recherche des séquelles possibles d'apraxie chez une malade qui, frappée d'aphasie de Broca, apraxie idéo-motrice et idéatoire, semblait guérie, nous avons entendu l'observation suivante : « Je compte très bien ; je calcule très bien quand je ne fais rien, mais dès que je veux compter mes aiguilles en les touchant, ou mes points de tricot, en les faisant, je ne sais plus compter ». Ce fait nous paraît relever du même ordre de troubles que le précédent.

D'ailleurs, le même phénomène s'observe à l'état normal, mais seulement pour les actes complexes et inhabituels : propose-t-on à un pianiste en possession d'une technique insuffisante l'exécution d'un trait comportant un jeu auquel ses doigts ne sont pas habitués (entrecroisement des mains avec exécution à contre-temps, par exemple), lisant la pièce musicale, il en saisit nettement le jeu et se voit parfaitement l'exécutant, mais s'il tente l'exécution, non seulement il n'exécute pas, mais perd le secours de la lecture dont alors le sens lui échappe. Si, dans ce désarroi, on lui place les doigts en position convenable en amorçant le jeu, le sens du texte revient pour s'embrouiller à nouveau ; et l'exécution ne deviendra possible que moyennant un travail de décompo ition où chaque main jouera sa partie tour à tour ; jusqu'à ce qu'il y ait correspondance absolue entre la lecture et le jeu manuel, tout défaut de l'un brouille l'autre.

Nous aurions dû tenter de mettre la malade sur la voie, lui faire ébaucher partiellement le geste pour voir s'il ne provoquerait pas la reviviscence de la vision mentale tout de même que le jeu passif des doigts fait résurgir le sens du texte musical. Nous n'y avons pas pensé, le trouble a été par ailleurs fugace et lorsque nous l'avons observé chez d'autres malades, ils étaient soit aphasiques, soit d'un niyeau intellectuel ou psychique tel que tout essai eût été inutile.

Chez la même malade, ainsi que le souligne l'observation, on relevait le second fait que voici : A l'occasion de certains gestes impossibles à gauche spontanément ou par imitation, nous avons commandé le jeu spontané des deux mains : battre la mesure, jouer du piano. La droite devenait, dans ces conditions de simultanéité avec la gauche, incapable du jeu correct qu'elle exécutait auparavant et de la malade elle-même nous avons recueilli cette observation : « De la main droite, je pourrais le faire, mais dès que la gauche veut s'y mettre, je ne sais plus. Celle-ci (la gauche) me fait oublier celle-là (la droite).

A l'occasion de l'apraxie idéatoire, nous avons rapporté le même fait. Interprétant comme un test d'apraxie idéatoire ceci que, pour brosser sa jaquette, le conseiller la tient correctement de la main gauche et porte de la main droite la brosse à l'oreille ; ou ceci que pendant que, de la main gauche, il verse de l'eau d'un broc dans un verre, simultanément, le verre est porté à la bouche par la main droite.

De l'imitation des gestes

C'est par le trouble non pas de la représentation spatiale, mais de son utilisation, comme nous l'avons précisée (dyskinésie spatiale) que s'explique l'impossibilité d'imiter les gestes. La même cause qui, d'emblée, l'a fait mal exécuter le fera mal imiter. Dans l'un et l'autre cas, ces malades nous semblent dans la position où nous sommes lorsque nous voulons exécuter un geste sur nous-mêmes (nous raser par exemple) sous le contrôle de la glace. Nous ne savons plus conduire nos mouvements ; nous croyons approcher quand nous nous écartons ; voulant aller à droite, nous allons à gauche ; chacun connaît les blessures dues à cette apraxie de débutant qui, cependant, sait le geste à faire et l'imiterait sans danger loin de la glace. La glace qui trouble ses perspectives joue le rôle du trouble mental **générateur** d'apraxie idéo-motrice.

Les troubles de la sensibilité peuvent ils être cause ou élément causal d'apraxie ?

Ainsi que nous l'avons vu au début, Von Minakow, Brun, Wilson et nombre d'auteurs isolent une apraxie sorielle due avant tout à l'hypo ou l'anesthésie, et avant tout, dans celles-ci, à l'astéréognosie. Déjà, Liepmann avait noté que les troubles de la sensibilité superficielle et profonde relevés chez son malade ne pouvaient pas causer le syndrome qu'il isolait, car l'observation suivie du malade montra qu'il persistait alors que la sensibilité était redevenue normale. Nous avons noté le fait inverse : disparition de l'apraxie avec persistance des troubles de la sensibilité ; les deux malades, d'ailleurs, n'avaient de troubles sensitifs que d'un côté, avec une apraxie idéo-motrice bilatérale. Ceci suffit à distinguer ces deux ordres d'altérations.

— En est-il de même pour l'apraxie idéatoire ? La manière même dont nous l'avons précédemment définie : agnosie d'utilisation, montre que pour elle encore nous maintenons la séparation. L'observation simple la marque nettement ; l'information sensitive sert avant tout à la reconnaissance tactile des objets, à leur préhension habile son insuffisance rendra la manipulation maladroite ; mais, ainsi que nous l'avons vu, cette **maladresse n'est** pas l'apraxie idéatoire ; l'apraxique idéatoire se trompe, erre dans l'agencement de ses mouvements, mais adroitement ; il se trompe avec adresse (tant que la sensibilité subsiste).

— Enfin, y a-t-il interrelation entre dysesthésie et planotopokinésie en tant que trouble empêchant d'empaqueter un objet, de faire un nœud de cravate ? non ; d'abord, les malades n'ont pas nécessairement de déficit de la sensibilité et puis le trouble est bien spécial : il consiste dans l'impossibilité de faire se correspondre deux objets selon les plans utiles ; correspondance à la fois statique et dynamique.

Enfin, il existe des syndromes cérébraux réalisant des altérations définitives de la sensibilité au cours desquels on ne relève pas d'apraxie ; notamment, les syndromes thalamiques et pseudo-thalamiques corticaux. Nous avons observé plusieurs de ces malades chez qui la sensibilité superficielle était altérée, la sensibilité profonde abolie à tous les modes et qui conservaient cependant une activité gestuelle intacte, — aucune imprécision, aucun flottement : réalisation immédiate de la disposition convenable des doigts et de la main par rapport à la tête pour le salut militaire.

Tous les types de gestes sont-ils également perturbés ?

Nous avons tenté, au début, une esquisse du symbolisme gestuel, en essayant de montrer que certains gestes : menacer du poing, tendre les bras dans l'élévation pour supplier, invoquer, équivalaient à des réactions physiques automatiques accompagnant les divers états affectifs que, dans un second temps, par abtraction, ils ont symbolisé dans le langage gestuel.

A ce symbolisme spontané, nous avons adjoint le symbolisme conventionnel, celui du salut militaire, celui qui désigne le chrétien ; enfin, en ne retenant, pour extraire le sens du déficit, que les grands traits, une dernière variété de gestes nous a semblé ceux dépourvus de toute signification : double anneau, huit de chiffre et toutes les combinaisons proposées à l'imitation du malade.

Il nous a semblé que le geste était d'autant plus faussé :

a) Qu'il était moins lié à la spontanéité naturelle : distinction de nature.

b) Que les conditions d'exécution favorisaient moins la spontanéité : distinction de circonstance.

Distinction de nature : Le salut militaire, le pied de nez, le signe de la croix ont, d'habitude, révélé au maximum le trouble. Par contre, les gestes de menace, de gronder un enfant étaient beaucoup moins souvent en défaut et d'autant moins que, par le moyen des encouragements convenables, le malade se laissait mettre davantage dans les dispositions affectives favorables.

A ce point de vue, nous avons observé deux malades qui protestaient de leur indifférence religieuse, l'un même accusait la haine. Le premier, qui, dans l'ensemble, exécutait à peu près correctement les gestes, n'a réussi que très rarement le signe de la croix, — le second qui s'opposait à ce test ne l'a exécuté chaque fois que de mauvaise grâce et fort mal.

Quant aux menus gestes manuels proposés à l'imitation, ils n'ont aucun sens, sont incapables d'évoquer chez le malade tout goût de les bien faire, peut-être est-ce ce vide, rien ne venant combattre le déficit, qui explique leur exécution presque toujours impossible ou tout au moins très mauvaise.

Distinction de circonstance : L'examen est, pour le malade, un handicap extrême. On exige de lui une activité de commande qui, de ce fait, est notablement entravée, toute parole, toute attitude de l'examinateur, propres à accentuer l'artificiel de sa condition, la perturbe encore davantage ; de telle manière que, devant témoins, son application raisonnable restera sans fruit au lieu que toute circonstance propre au développement de mouvements spontanés favorisera grandement l'aptitude, — un malade de Brun, illustre ce fait : « Faire un signe de croix en l'air ; il ouvre la bouche aussi large que possible ; avez-vous compris mon ordre ? Oui ! Donc, faites un signe de croix en l'air ! Il ouvre à nouveau la bouche et les yeux de façon démesurée. Je dessine une croix sur du papier et lui dis d'en faire une en l'air de la main gauche ; il ouvre la bouche. Je lui montre le mouvement, il fait des mouvements indéterminés avec la tête et le bras gauche reste immobile ».

De même, le malade ne parvient pas à faire le signe de la croix ; or, sa femme rapporte qu'il fait le signe de la croix en entrant dans une église.

Formes cliniques

1) D'après la séméiologie.

A) *Apraxie d'évocation*. Le malade ne parvient pas à évoquer l'image du geste. Mais dès que, par l'exemple, on évoque son souvenir, il le reproduit sans la moindre erreur. Ici donc, l'exécution est parfaite. Donc : conservation de l'imitation, pas de persévération.

B) *Apraxies d'exécution* : dans ce type se rangent trois variétés de troubles.

a) La persévération clonique ou intoxication par le geste.

b) La persévération tonique véritable inhibition motrice.

c) L'utilisation erronée de l'espace : dyskinésie spatiale.

De ces diverses perturbations la plus fréquente est la dyskinésie spatiale, elle constitue véritablement le fait de l'apraxie idéo-motrice d'exécution ; c'est elle qui lui donne son cachet spécifique : le développement dans l'espace avec la notion intuitive des rapports constants entre le bras évoluant, la main se posant et soi-même ; la notion encore de la disposition de la main posée (paume ou dos) par rapport à soi-même, telle est l'essence même du geste harmonieux, normal. La dysharmonie cause l'apraxie idéo-motrice dyskinétique ; l'image artificielle en est fournie par le sujet qui, novice, se rase ou ordonne sa moustache, ses cheveux sous le contrôle de la glace.

Ces trois éléments interviennent plus ou moins dans les erreurs d'imitation mais là encore c'est à la dyskinésie spatiale que revient la première place :

Donc : gros trouble de l'imitation.

C) *Formes mixtes.*

Ou interviennent à des degrés variables le trouble de l'évocation et le trouble d'exécution.

II. D'après l'intensité

Ici tous les dosages sont possibles, on pourrait multiplier les formes ; il suffit que l'on sache l'existence de tous les degrés. Mais peut-être dans la gradation est-il possible de saisir un ordre ; il est établi par les conditions psychologiques que nous avons spécifiées précédemment sous la rubrique : conditions de nature. Plus le geste est vide de sens spontané plus intensément et aussi plus électivement il est touché. Si bien qu'on peut distinguer, sans vouloir être trop rigoureux :

a) Des cas ou tous les gestes symboliques abstraits, symboliques spontanés, menus gestes d'imitation sont touchés.

b) Des cas où le trouble n'intéresse guère que les gestes symboliques abstraits et les menus gestes d'imitation.

c) Ceux où ces derniers seuls sont atteints.

Ceci intéresse l'apraxie idéo-motrice, non compliquée d'autres perturbations psychiques —, il y a des cas où les apraxies apparaissent au milieu d'un complexe cérébral extrêmement touffus dans quoi il serait bien difficile de distinguer ce qui est proprement apraxique et ce qui ne l'est pas (observ. XIII) ; c'est dans ces cas que les mouvements les plus incohérents ont été mis sur le compte de l'apraxie alors que jouaient des agnosies ou même la démence véritable.

De plus, ces mouvements, hochements de tête, balancement du corps, cris même qui se substituent au geste commandé ou l'accompagnant, nous avons vu précédemment, et nous y reviendrons à l'occasion de l'apraxie bucco-faciale, qu'il ne faut pas les considérer comme éléments de l'apraxie ; ils lui font escorte et, nous le répétons, sont un dérivatif à une énergie qui voudrait s'utiliser selon le schéma de la volonté et ne le peut pas.

A ce point de vue, simplement pour l'apparence, sans préjuger du mécanisme, nous approchons des syncinésies observées ailleurs en neurologie.

III. D'APRÈS LES ASSOCIATIONS MORBIDES

Schéma n° 7, p. 122

Ce point de la question de l'apraxie est de grande importance, nous le verrons plus nettement à l'occasion de la discussion de son problème anatomique et physiopathologique. Certains auteurs, en effet, et particulièrement Mondkow et Brun, font état de non existence d'apraxies isolées pour l'édification de leur conception pathogénique.

D'ores et déjà en nous appuyant sur les travaux de notre maître Charles Foix et de son élève, notre collègue Maurice Lévy, à la remarquable thèse inaugurale duquel nous empruntons les données qui vont suivre, faisons savoir que, dans ces associations morbides de l'apraxie, il y a des constantes. Il se crée ainsi des tableaux cliniques à peu près fixes, eux-mêmes sous le commandement de tel ou tel territoire lésionnel en relation à son tour avec tel ou tel vaisseau ; en sorte qu'en définitive le tableau clinique se résume dans le syndrome du vaisseau intéressé :

A) *Grand ramollissement sylvien postérieur* :

a) Il est causé par la lésion de la sylvienne gauche près de l'origine de ses artères ascendantes, à l'exception de la pariétale antérieure (artère du sillon interpariétal) qui du fait de sa naissance indépendante fréquente assure encore l'irrigation de son territoire.

b) Le territoire lésé comprend :

La majeure partie du lobe pariétal sauf le versant antérieur de la pariétale ascendante ;

La région du pli courbe ;
La moitié postérieure des deux premières temporales.

c) Les éléments cliniques sont :
Aphasie de Wernicke :
Apraxie idéo-motrice }
Apraxie idéatoire } d'intensité variables.
Hémianopsie par section en profondeur des fibres de Gratiolet.

B) *Ramollissement pariétal antérieur.*

a) Sous la dépendance de l'artère pariétale antérieure (du sillon interpariétal).

b) Le territoire lésé comprend :
Lèvre postérieure de PA.
Partie antérrieure de P2 et de P1 mais à un moindre degré.
La lésion gagne la profondeur atteignant assez largement le centre ovale.

c) Les éléments cliniques sont :
Un pseudo-syndrome thalamique :
Altérations sensitives de tous les modes de type hémiplégique.
Ebauche de main thalamique.
Légers signes pyramidaux.
Légère incoordination.
Troubles de la parole portant surtout sur l'articulation des mots.
Enfin des signes d'apraxie idéo-motrice.

Cette apraxie est loin d'avoir l'intensité de celles relevées dans les cas précédents où la lésion intéresse largement le lobe pariétal. Ici le pied des circonvolutions pariétales seul est touché, l'apraxie est beaucoup moins intense et peut être la section sous-corticale des fibres de projection de la partie postérieure du lobe pariétal joue-t-elle un rôle dans leur production.

C) *Ramollissement pariéto-pli courbe.*

a) Relève de l'atteinte de l'artère pariétale postérieure et de l'artère du pli courbe.

b) Le territoire lésé comprend :
La région pariétale.
L'anse adjacente du pli courbe.

c) Les éléments cliniques sont :
Hémianopsie.

Aphasie de Wernicke ; celle-ci modérée fort peu d oubli du vocabulaire, bonne compréhension de la parole.

Apraxie idéo-motrice, elle constitue la dominante du tableau; c'est une apraxie des plus nettes; touchant à peu près globalement tous les gestes commandés.

D) *Ramollissement du territoire de la cérébrale antérieure.*

d) La lésion comporte un ramollissement sous-cortical respectant relativement le cortex, mais frappant le corps calleux.

f) Les signes sont :
Hémiplégie et, mieux, monoplégie crurale droite ou gauche ;
Apraxie idéo-motrice gauche.

DES EPREUVES DANS L'EXAMEN DES APRAXIQUES IDÉO-MOTEURS

Dès les premiers temps de l'étude de l'apraxie, les cliniciens se sont ingéniés à multiplier les variétés de mouvements à commander, car, frappés de la persistance de quelques-uns, persistance variable suivant les cas, ils ont recherché des catégories de gestes, chacune étant étudiée pour son compte ; on risquait, de la sorte, de mettre le déficit plus largement en évidence. Ainsi, P. Marie, Bouttier, Parcival, Beley distinguent :

a) Des mouvements élémentaires : coup de poing, fermer la main, etc.

b) Reproduction de gestes connus : cornes, salut militaire, menaces.

c) Mouvements exécutés de façon habituelle : se peigner, se gratter.

d) Mouvements imités : anneaux.

Tous ces mouvements se font sans objets. Ils correspondent aux mouvements intransitifs de Liepmann, auxquels s'ajoutent les mouvements avec objets :

Verser de l'eau dans un verre à boire ;

Faire un nœud avec un lacet ;

Un paquet avec de la ficelle.

e) Choix d'objets exposés

Levy-Valensi, d'après d'Hollander, indique l'ordre d'examen suivant :

a) Commander des mouvements élémentaires : fermer la main, écarter les doigts, tirer la langue, gonfler les joues.

b) Les mouvements expressifs : menacer, faire le salut militaire.

c) Des mouvements descriptifs : frapper à la porte, attraper une mouche.

d) Des mouvements intentionnels avec l'aide d'objets : fumer un cigare, faire un nœud, cacheter une lettre, boire un verre d'eau.

e) Des mouvements réfléchis : il s'agit d'actes ayant pour but des parties du corps : toucher son nez, friser sa moustache.

f) Imitation des mouvements simples et complexes,

g) Imitation par le membre malade des mouvements passifs imprimés au membre homo et contro-latéral.

h) Examen des mouvements spontanés du malade.

i) Analyse des mouvements autokinétiques.

Pour notre compte, à mesure que l'examen des malades nous familiarisait avec leurs troubles et que les séparations que nous avons indiquées entre apraxie idéo-motrice et idéatoire s'affirmaient, nous cherchions un plan qui nous permit, en nous basant sur la hiérarchie des troubles et leur forme, de mieux saisir, d'une part, l'importance de l'affection, d'autre part le mécanisme.

I. a) Faire la part de l'amnésie, de la dysmnésie, du trouble d'exécution.

b) Parmi les erreurs d'exécution, rechercher la dominante persévération clonique ou intoxication ;

Incorrection du développement gestuel (dyskinésie spatiale) ;

Persévération tonique.

II. Les gestes à commander :

a) Gestes instinctifs : menacer du poing, implorer ;

b) Gestes descriptifs spontanés : Escalier en colimaçon, crécelle, moudre du café.

c) Gestes d'un symbolisme conventionnel : salut militaire, pied de nez, signe de croix.

III. a) Etudier l'imitation.

b) Les combinaisons segmentaires : double anneau, huit de chiffre, ailes de pigeon.

Plus le développement gestuel est troublé, plus grand est le trouble de l'imitation et plus marquée la difficulté des combinaisons segmentaires. Ici intervient l'élément spatial. A un degré de complexité plus grande, on saisira la difficulté de l'utilisation spatiale dans le fait d'empaqueter, de mettre une lettre dans son enveloppe. Au maximum, le malade aura la plus grande difficulté à enfiler son caleçon, son pantalon, qui seront par exemple mis à l'envers : la dyskinésie spatiale se compliquera dans ces cas de planotopokinésie.

Il est bien sûr qu'au préalable, on devra faire le diagnostic d'apraxie idéo-motrice au sens strict où nous l'entendons : trouble de la fonction gestuelle.

Laissant de côté les ataxies, les incoordinations cérébelleuses, thalamiques, etc, nous répétons que l'astéréognosie ne cause pas l'apraxie véritable et que, pas davantage, ne doit être retenue comme facteur d'apraxie vraie l'agnosie tactile, laquelle est susceptible de provoquer une initiative gestuelle fausse par rapport à l'objet, mais correcte dans son exécution.

Apraxies spécialisées

I. Il en est une isolée dès longtemps : l'apraxie bucco-linguale.

Nous l'avons étudiée chez plusieurs de nos malades. Nous rapporterons, en vue de son examen séméiologique, le compte rendu de quelques cas.

a) Malade atteint d'aplasie de Broca à très grosse prédominance anarthrique. Les seuls vocables prononcés étaient ma-la-la. Chez lui, l'apraxie bucco-linguale existait à défaut d'autre apraxie idéo-motrice ou idéatoire.

En raison d'une certaine surdité verbale, pour simplifier, nous avons procédé par l'exemple.

Siffler : un essai, bien.

Tirer la langue : siffle.

Ouvrir la bouche : bien.

Tirer la langue : s'y essaie en vain, fait saillir la lèvre inférieure, promener la langue dans la fente buccale ; commence par siffler, puis imite.

Rentrer la lèvre inférieure : tire la langue, puis celle-ci restant tirée, rétracte sous elle la lèvre inférieure sans parvenir à rentrer la langue.

Mouvements des yeux : ouverture, fermeture, déplacements latéraux des globes, se font sans difficulté.

b) Une autre malade se présentait dans les conditions que voici :

Hémiplégie droite avec anarthrie, pas d'aphasie ou bien peu, la malade joue impeccablement à pigeon vole.

Au point de vue apraxique, on relève :

Une grosse apraxie bucco-linguale ;

Quelques stigmates apraxiques dans le jeu des mains.

c) Apraxie bucco-linguale :

Siffler : longue réflexion, ébauche de mouvement des lèvres et des joues, plusieurs tentatives sans que le son vienne ; enfin, parvient à siffler.

Gonfler les joues : tend les lèvres comme pour siffler, les remet en place, s'impatiente, dit : « non, non », essaie de mobiliser les joues en vain, enfin les gonfle.

Tirer la langue : bien.

Ouvrir la bouche : l'ouvre, et, en même temps, tire la langue, n'arrive pas à exécuter le mouvement sans que la langue sorte.

Faire claquer la langue au palais : impossible.

Très souvent, on voit les muscles du cou, même les bras, se contracter, des cris sont poussés, dérivation à l'effort stérile.

Analyse du trouble. Nous observons :

Avant l'exécution : de menus mouvements d'essai pour siffler ; ondulation des lèvres, tentative de jonction en cul de poule, retrait jusqu'à ce que le geste se déclanche.

Alors : ou bien le geste n'est pas celui demandé. C'est alors la reproduction du précédent.

Ce geste est celui demandé. Même très souvent, il est parfaitement exécuté ; dans l'acte de siffler, par exemple, la modulation se poursuivra, sans erreur, avec toutes les nuances désirables, le plus souvent dès que le déclanchement est obtenu.

Ce geste est celui demandé, mais imparfait, par mélange du geste précédent au geste actuel. Cette rencontre est assez rare, en raison de la difficulté des attitudes combinées complexes dans le jeu bucco-lingual : tirer la langue ne ressemble en rien à siffler, mais pour des gestes relevant d'esquisses voisines : siffler, souffler, la persévération partielle s'observe.

Outre la persévération; il ressort cet autre fait important : les malades, incapables de mouvements élémentaires sur ordre, c'est-à-dire volontaires, exécutent les mêmes mouvements lorsqu'ils concourent aux actes végétatifs : manger, déglutir, se pourlécher, dans la mesure où ceux-ci relèvent de l'automatisme.

Intoxication, déficit de l'acte volontaire, intégrité de l'acte automatique, ce sont bien là les traits psychologiques essentiels de l'apraxie idéo-motrice.

B) D'autres cas à rapprocher des cas simples que nous avons analysés sont ceux d'instrumentistes qui, n'arrivant pas à rendre le jeu labial des premières notes du morceau, en poursuivaient sans difficulté l'exécution dès que le déclanchement s'effectuait. Mais, qu'il s'agisse dans les cas que nous allons rapporter, d'après Rose, d'apraxie, d'évocation ou dyskinétique, car il semble que chacun d'eux se puisse ranger dans ces catégories, nous tenons à les signaler, pour montrer combien l'apraxie peut être élective.

Malade de Charcot qui n'avait perdu que les souvenirs moteurs nécessaires au jeu du trombone.

Amusie instrumentale d'un malade apraxique et aphasique de Starr qui ne pouvait plus jouer du piano, tout en goûtant la musique, et qui, par contre, pouvait coudre.

Cas de Würtzen : malade qui, lorsqu'elle jouait du piano, exécutait correctement la basse de la main gauche, tandis que de la main droite elle ne pouvait jouer les notes correspondantes.

Enfin, dans certains cas d'aphasie récente, Pitres a relevé la perte isolée de certaines facultés : coudre, tricoter, en dehors de toute paralysie.

II. RAPPORTS DE L'APRAXIE BUCCO-FACIALE ET
DE L'ANARTHRIE

a) Moutier : l'Anarthrie, p. 189 : « L'anarthrique a-t-il perdu les images motrices d'articulation, nous l'ignorons. Une chose est certaine, il existe chez les anarthriques et partout, chez les aphasiques de Broca, des troubles des organes du langage n'ayant aucun rapport immédiat avec l'articulation des mots. Ce sont la limitation et la difficulté des mouvements de la langue, symptômes classiques, auxquels nous ajouterons avec P. Marie des modifications, d'ailleurs inconstantes, de l'émission du cri.

On observe le fait suivant : prions un anarthrique de tirer la langue, le malade ouvre la bouche, fait des efforts désespérés, indique par ses gestes qu'il a parfaitement compris, la langue reste cependant collée au plafond de la bouche et s'y déplace à peine. Cette constatation ne se fait r chez tous les aphasiques de Broca, surtout à une date avancée de leur évolution ni chez tous les anarthriques ; mais elle est d'observation fréquente.

Il ne s'agit cependant nullement, ici, d'une paralysie de la langue ainsi que le prouve le test suivant : on fait boire le malade et cet homme qui ne pouvait, tout à l'heure, tirer sa langue lorsqu'on l'en priait lèche ses lèvres et du haut de la langue s'essuie soigneusement.

Il faut avoir longuement regardé parler un aphasique de Broca ou un anarthrique pour reconnaître avec facilité l'incoordination de tous les mouvements concourant à l'articulation du langage. L'anarthrique déploi une énergie extraordinaire : il ouvre la bouche, essaie vainement de remuer la langue ou parfois lui fait exécuter les parcours les plus inutiles : il gonfle ses joues, s'essouffle, heurtant ses lèvres impuissantes de la main gauche, il ne parvient qu'à pousser le juron habituel, un cri inarticulé ou quelque phrase, toujours la même, véritable tic vocal plutôt que réunion de paroles raisonnables.

Enfin, lorsqu'on s'efforce de rééduquer ces malades, on s'aperçoit qu'anarthriques et aphasiques de Broca se rééduquent comme des gens ayant perdu l'art de disposer leurs lèvres, leurs joues, leur langue en vue d'articulations sonores. Ils cherchent à placer tous ces organes selon la disposition présentée par leur interlocuteur.

b) Moutier ne prononce pas le nom d'apraxie bucco-faciale. Il ne pousse pas au delà du relevé des faits. Pierre Marie va plus avant dans le mécanisme de l'anarthrie, elle est, selon lui, absolument indépendante de la paralysie des muscles de la phonation « une fonction motrice est la résultante de mouvements coordonnés ; si les centres nerveux sont dans l'incapacité d'assurer la coordination de ces mouvements, la fonction cesse, forcément, sans qu'il soit nécessaire de faire intervenir une paralysie directe des muscles dont l'action doit s'exercer dans cette fonction. » Le trouble de l'expression verbale comporte des degrés, les cas extrêmes réalisent l'anarthrie, les cas moins accusés donnent lieu à certaines dysarthries, ces dysarthries ont un aspect assez spécial que nous essaierons de définir plus loin.

Ce qui, à notre sens, fait de l'anarthrie un trouble vraiment très particulier c'est le phénomène du tout ou du rien, c'est-à-dire le fait que ces malades, incapables de rien dire de leur pensée, puissent articuler des mots ou des lambeaux de phrase stéréotypés, seuls témoins de leur vocabulaire et qu'ils jettent de façon explosive en nuançant la voix selon l'occurrence. Ce mot, souvent ordurier, ce lambeau de phrase sont prononcées dans une correction parfaite. Il ne peut donc s'agir d'un déficit élémentaire, les éléments particuliers du jeu verbal subsistent intégralement ; il manque leur coordination ; le trouble est causé par une dysharmonie fonctionnelle. L'aptitude fonctionnelle se révèle à l'occasion des stéréotypies verbales qui, elles, sont du ressort de l'automatisme ; celui-ci soulage les malades de la tension pénible où les met l'échec de leur activité volontaire, la fonction subsiste dans l'automatisme elle disparaît quand le malade veut l'utiliser ; c'est le grand trait psychologique de l'apraxie.

Rappelons, à ce sujet, le fait mentionné en particulier chez les blessés de guerre (non pithiatiques) du retour de la parole brusquement à l'occasion d'émotions vives ; nous l'appuyons du cas suivant qui a trait à une de nos malades : certain matin, tandis qu'elle fait signe au laitier passant sous sa fenêtre, de la servir, sans avoir au préalable, éprouvé le moindre trouble, elle reste incapable d'articuler un seul mot ; elle n'a pas de surdité verbale, seulement de l'alexie et de l'agraphie. A aucun moment, par la suite, les troubles persistant, elle n'a été gênée pour vaquer aux soins du ménage. Après quatre mois l'anarthrie a cédé un matin dans les conditions que voici : son mari rentrant du marché avec des provisions beaucoup plus abondantes qu'elle ne le désirait, elle entre dans une grande colère et prononce à l'adresse de son mari le mot (m........). Dès ce moment, la récupération s'est faite rapidement, en quelques semaines.

Actuellement, l'épisode date de quatre ans, il ne subsiste pas la moindre dysarthrie ; il reste quelques troubles de la lecture, une impossibilité absolue, à part le nom, de l'écriture spontanée, l'écriture copiée est intacte. A noter que l'ébauche d'écriture spontanée à gauche se fait en miroir.

Nous avons recherché l'apraxie bucco-linguale chez les anarthriques soumis à notre observation (7) tous l'avaient indépendamment de toute apraxie des membres sauf de menus stigmates chez l'un d'eux.

Nous ne voulons pas dire que l'apraxie bucco-faciale, dans les conditions où nous la faisons apparaître, puisse servir de preuve du mécanisme apraxique de l'anarthrie, elle permet seulement l'étude de l'apraxie des muscles symétriques à jeu nécessairement synergique comme celui de l'appareil phonateur : d'autant mieux, d'ailleurs, que si les cordes vocales que nous ne pouvons pas observer, sont pour une part importante dans la fonction, elles ne sont pas tout : langue, lèvres, joues, tiennent aussi un rôle de premier plan ; il nous paraît d'importance que les caractères psychologiques de cette apraxie soient les mêmes que celles de l'anarthrie et qu'elle existe chez tous nos anarthriques indépendamment de l'apraxie des membres. Même n'existerait-elle pas, il ne nous semble que ce puisse être un argument contraire en raison de la spécialisation très stricte de l'apraxie dans certains cas (instrumentistes signalés plus haut) ; elle pourrait ne se manifester qu'à l'occasion du jeu proprement verbal.

Un autre point nous semble digne d'être signalé c'est la conservation de la mimique chez ces malades ; ils rendent toutes les expressions qu'on leur commande, usant alors des muscles de la face à leur gré ceci souligne encore la séparation entière entre les diverses possibilités du jeu musculaire qui cependant du seul point de vue physiologique est toujours identique, la nuance est celle de la finalité régie par le psychisme, ce qui nous conduit à la distinction de fonction.

A côté des anarthriques, il y a les dysarthriques. Ceux que nous avons observés présentaient de gros troubles du langage intérieur à l'exception d'un cas qui n'avait guère de surdité verbale mais accusait une très grosse agraphie et une alexie presque aussi importante. L'élocution était faite de mots nettement audibles et reconnaissables séparés par un bredouillement incompréhensible au cours duquel on apercevait des plissements anormaux des lèvres et un effort rappelant ceux, si nets, de l'apraxie bucco-faciale ; celle-ci se montrait très accusée chez eux ; de telle manière que ces sujets ne se différencient guère des anarthriques que par la variété beaucoup plus grande des mots ou phrases correctement exprimés et, au lieu du mutisme, un bredouillement comme d'une articulation insuffisamment souple.

c) Mais l'anarthrie peut se présenter sous forme parcellaire, n'intéresser qu'un mot essentiel, de ci le plus ordi-

nairement des mots accessoires de telle manière que ces malades conversent mais de façon incorrecte et imprécise :
incorrecte par suite de l'élision de propositions, de conjonc-
tives, d'articles ; imprécise parce que le malade remplace le
mot manquant par une périphrase au cours de laquelle,
d'ailleurs, surviennent des fuites identiques.

Nous avons longuement observé un malade de cet ordre
qui, après un ictus, reste près d'un an anarthrique ; peu à
peu il recommença à parler ; quand nous l'avons vu il présentait une grosse hémiplégie droite en contracture, une
agraphie incomplète, de l'alexie ; aucune surdité verbale
mais un langage fait de mots articulés lentement, très nettement, syllabe par syllabe presque ou le mot utile manquait souvent. A part l'articulation scandée le malade réali-
sait apparemment le syndrome de Wernicke avec déficit
électif de l'évocation. Or ce qui donnait le change pour un
trouble de l'évocation n'était, en fait, qu'une incapacité d'articuler le mot évoqué ; le malade instinctivement passait;
dans certaines circonstances, pressé de répondre, il le pouvait, mais grâce à un artifice applicable seulement en quelques cas et dont nous allons donner des exemples.

a) Nous lui demandons de nous désigner le mois où nous
sommes. Il part de janvier, égrène les mois dans leur ordre
et s'arrête au mois juste. Pour son énumération il s'aide
tour à tour des doigts de sa main gauche, un doigt se levant
à chaque mois nouveau.

Nous lui demandons le mois de sa naissance : même manœuvre.

Nous lui demandons le jour de la semaine : même manœuvre.

Nous lui demandons le nom de la saison actuelle : même
manœuvre.

b) Nous défendons au malade de se servir de l'énumération. Il est incapable, la plupart des fois, de prononcer le
nom utile sur le champ, il n'y arrive que par le moyen de
l'énumération.

c) De même pour le calcul.

100 — 14 : étendant la main, les doigts écartés, il compte 1-2-3-4-5-6-7-8 en fléchissant tour à tour chaque doigt à partir du pouce et lit 80 : puis, il rerpend 1-2-3-4-5-6 et conclue 86.

Il a donc intelligemment prêté à chaque doigt dans la première partie de l'exercice la valeur de dizaine, dans la seconde, la valeur d'unité, bref, il a su accommoder sa numération verbale et l'emploi des doigts au résultat qu'il visait, non pas d'un calcul mental, mais de la prononciation d'un nombre qu'il savait mais dont l'articulation ne lui était pas possible.

Ainsi, pour l'articulation de ce nombre, résultat d'un calcul, nous voyons-nous user des mêmes artifices que pour l'articulation de mots désignant un objet défini en lui-même (jour, mois).

Quelle est la valeur de cet artifice? C'est le recours à l'automatisme. Nous apercevons ici la dominante de l'apraxie celle-ci se manifeste d'autant plus que la volonté, l'effort appliqué intervient davantage, plus le geste relève de l'automatisme moins il a de chance d'être incorrect.

Cependant, l'objection pourrait être faite qu'il peut s'agir d'un trouble de l'évocation du mot et qu'au lieu de provoquer l'articulation jusque là impossible, l'énumération cause la mise à jour du vocable.

Tout d'abord les aphasiques véritables présentent précisément une difficulté très grande à énumérer les mots en série, quand ils y parviennent, ils hésitent, cherchent. Ici, l'énumération se fait sans la moindre hésitation.

De plus, nous avons pu nous assurer que le malade savait le mot dans certaines épreuves où, ne pouvant pas le prononcer, il a pu l'écrire. Il s'agit de chiffre, la seule écriture spontanée que le malade ait un peu conservée ; mais pour l'exposition qui nous occupe, il importe peu.

Combien font 12 et 8? « Ne peux pas prononcer ». Mais savez-vous le nombre? Oui, ne peux pas prononcer. Ecrivez-le, le malade écrit 20 mais sans encore pouvoir l'articuler. Il ne le peut qu'après que nous-même l'avons prononce.

De même 14 — 2 : Il écrit 12. Prononcez-le : impossible. Il compte alors sur ses doigts, 5 — 10 — 11 — 12.

Encore 36 — 14 : Il écrit 22, ne peut pas le prononcer. Recourt à ses doigts, 5 — 10 — 20 — 1 — 2 = 22.

Nous avons voulu vérifier si le rythme permettrait une articulation impossible sans son secours.

Nous demandons au malade de réciter la table de 5. Il ne peut pas : nous commençons, 5 fois 1 : 5. Répétez. Il s'y met lentement cinq fois..... et là reste en échec, on voit sa figure tordue, des mouvements esquissés, de grands efforts des organes phonateurs avec contraction même des muscles du cou et, après quelques secondes d'efforts infructueux, subitement il dit 1, prononcé sans le moindre défaut. Quant aux mots terminaux, il n'en tente même pas l'articulation. A de nombreuses fois successives, la même difficulté s'observe.

Le malade estropie, en outre, quelques mots, par exemple : peintre décorateur, il dit : peintre corateur ; on corrige, il essaie la reprise correcte, mais en vain, et termine : puis pas le dire.

Voici un spécimen de sa conversation. Pour dire que le Quinby qu'il reçoit le fatigue : et quinby oh ! tout de suite et quinby fatigué. Pour moi guérir, non c'est fini. Foudroyé à la gare de Joinville. Hôpital de la Pitié, 10 jours mourir (pour dire qu'il est resté 10 jours entre la vie et la mort). Ce jargon résulte de l'impossibilité de prononcer certains mots utiles de la phrase qu'il semble bien avoir en sa possession et qu'en tout cas il affirme avoir, les exemple de calcul rapportés en font la preuve. Vu l'absence de surdité verbale, nous sommes en droit de faire créance au malade et d'accepter ce symbole auquel il recourt sans cesse. désignant sa bouche : c'est ça qui ne marche pas. Ainsi que nous l'avons déjà rapporté, nous observons parfois, au cours de ses échecs d'articulation les mêmes représentations

mimiques qu'au cours des épreuves d'apraxie bucco-faciale :
même extension de l'effort à des muscles inutiles, même
tension volontaire, avec lorsque l'effort est vain une expira-
tion jetée suivie de : « je ne puis pas ».

Parole répétée : Nous l'avons vu impossible en totalité à
l'occasion de la table par 5. D'ordinaire la répétition ne dépasse pas le premier mot ; chaque mot doit être répété pour
son compte ou peu s'en faut, cependant la reprise multi-
pliée du même test permet parfois la répétition entière.

Nous devons à notre maître le Docteur Tinel une observation qui, par quelques côtés, se rapproche notablement
de la précédente.

Aphasie motrice assez prononcée. La malade arrive à
faire comprendre à peu près tout ce qu'elle veut, mais
cherche péniblement ses mots et emploie des périphrases.
Elle s'aide d'une mimique très variée. En même temps la parole est hésitante et comme légèrement scandée.

Exemple :

D. Quel âge avez-vous?

R. Madame Qu. et puis, Marguerite Lec...., c'est le nom
de..... de..... ah ! vous savez bien ; mon mari il m'a, vous
savez bien.

D. Quel âge avez-vous.

R. Quarante et puis (elle compte sur ses doigts) 1, 2, 3, 4,
5, 6, 7, 8.

D. De quel mois êtes-vous?

R. De, de, ah ! je ne puis pas le dire, ah ! un, deux.
— Janvier? Non après. Février? Oui février.

D. A quel âge avez-vous quitté la Bretagne? Ah ! je ne
peux pas, attendez, oui ! à 1, 2, 3, 4, 5, 6, 7, 8, 9, 10, 11,
12, 13, 14, 15, 16, 17, 18, 19, 20, 21, 22, 23, 24 ans !

D. Combien avez-vous de locataires, 10, 15, 20?

R. Ah ! non, plus que ça !

D. 40, 50?

R. Oui, et plus que ça (elle compte sur ses doigts tout
haut, 1, 2, 3, 4, cinquante-quatre).

Il est remarquable combien la répétition du mot proposé est difficile dans nombre de cas d'aphasie étiquetés aphasie de Wernicke pure ; ce fait avait frappé Ch. Foix et avait donné lieu, de sa part, aux remarques que voici (conception de l'aphasie temporo-pariétale, dite aphasie de Wernicke, *Presse Médicale*, 4 nov. 1925). « L'élément dysphasique, moins constant que les deux précédents et plus discret, n'en a pas moins une existence propre. Il est classique, évidemment, d'opposer l'intégrité de l'articulation dans l'aphasie de Wernicke à son atteinte dans l'aphasie de Broca. Mais cette intégrité n'en comporte pas moins des phénomènes tels que la paraphasie qui constituent des dysphasies. On peut être tenté, en effet, de les rattacher à l'élément amnésique ; le sujet se rappelle mal les mots comme il peut ne pas se les rappeler du tout. Mais, s'il en était ainsi, il suffirait de les prononcer devant lui, pour le voir, aussitôt, les répéter correctement. Et c'est bien, en effet, ainsi que souvent les choses se passent ; mais d'autres fois, le malade éprouve à prononcer le mot une difficulté presque aussi grande, bien que fort différente, en son aspect de celle qu'éprouve un sujet atteint d'aphasie de Broca modérée ; malgré ses efforts, c'est le mot déformé qui est prononcé ou le vocable intoxicant ; on recommence, même résultat ». « Tout se passe comme si l'amnésie dépassant le mot en lui-même portait encore sur la façon de le prononcer ; mais cette difficulté apparaît comme globale et conceptive ; elle ne porte, en aucun degré sur les sons simples ; il n'y a que, fort rarement vraie dysarthrie, il est impossible ici de ne pas évoquer l'apraxie idéo-motrice. Ici aussi, l'impossibilité d'exécuter apparaît comme globale et conceptive ; il n'est pas douteux qu'entre les deux phénomènes, il n'y ait des rapports étroits. Ce ne sont pourtant pas des rapports d'identité de localisation absolue : car, dans les beaux cas d'apraxie idéo-motrice, l'aphasie de Wernicke apparaît minime par intégrité relative du lobe temporal. Mais, par contre, c'est bien surtout, quand la lésion déborde sur le lobe

pariétal, territoire de l'apraxie, que les phénomènes dys-
phasiques prennent leur importance maxima. Ils trouvent
leur expression la plus complète dans l'aphasie de la région
supra-sylvienne du gyrus supra marginalis où l'on voit apparaître la dysarthrie et même l'anarthrie transitoire comme nous l'avons vu avec M. P. Marie chez les blessés de
guerre ».

Etude psycho-pathologique

Ayant isolé l'apraxie Liepmann se préoccupe d'en définir le mécanisme psycho-pathologique.

a) Il part du schéma de Wernicke, l'impression sensorielle est reçue en s. Sur la voie s A se fait son identification, en A se trouve formulée l'idée primordiale dont le schéma kinétique va se développer sur la voie A z. En z, centre de l'eupraxie, le schéma se trouve constitué ; en m est figurée la zone de Rolando, zone de l'exécution motrice ; la voie s A représente la voie psycho-sensorielle. A z, la voie intrapsychique, z m, la voie psycho-motrice.

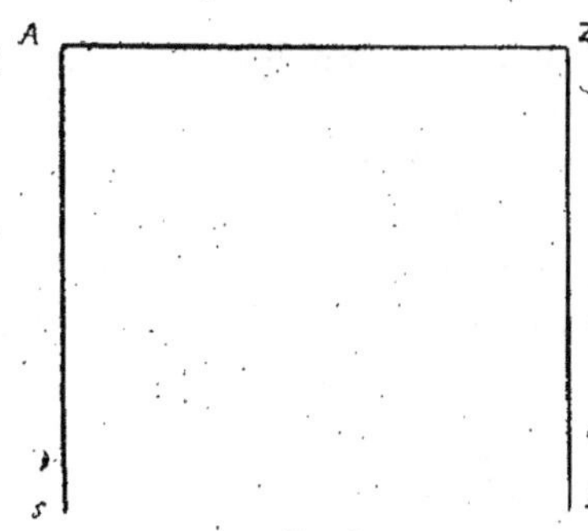

Fig. 1

Exemple :
s me fait voir qu'on fait un certain geste.
A me fait savoir que ce geste est un pied de nez.
z découpe le geste en ses diverses parties dont il commande tour à tour l'exécution à m.

b) Seulement le schéma de Wernicke ne vaut que pour l'acte élémentaire ; lorsque l'exécution comporte une série d'acte partiels elle n'est réalisable que moyennant la mise à jour de chacun des schémas d'exécution leur correspondant, de telle manière que l'idée de l'acte (allumer la bougie) s'étant formulée en A, en z vont s'accumuler les diverses formules kinétiques dont le déroulement, selon la succession prévue en A, va déclancher en m les diverses phases de l'acte. Le schéma se complique ainsi :

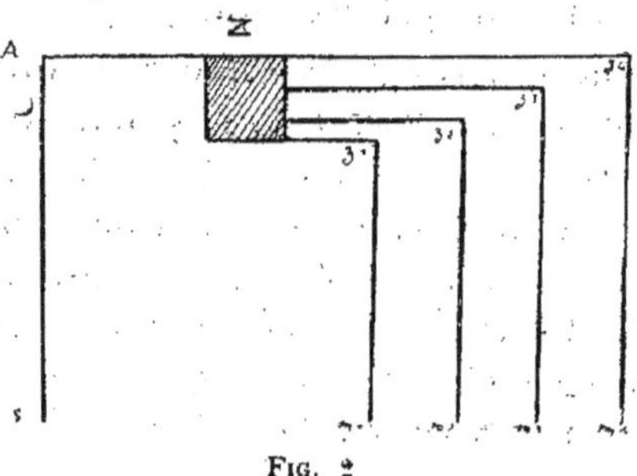

Fig. 2

c) Liepmann poussant l'analyse dissocie le contenu de chacune des idées directrices secondaires z_1 z_2, etc.), chacune d'elles représente une formule kinétique ; autrement dit, une certaine forme de mouvement ; cette forme de mouvement est, elle-même, la conséquence d'un faisceau d'éléments déterminants parmi lesquels l'auteur isole :

W = représentation de direction.

o = représentation visuelle.

K = Kinesthésie générale.

к = Kinesthésie segmentaire.

l = Innervation, c'est-à-dire le déclanchement moteur correspondant.

K signifie la représentation kinesthésique spéciale à chaque segment mobile du membre pour chaque portion du mouvement ; leur total donne K ou représentation kinesthésique générale de cette portion du mouvement global.

Une formule kinétique s'écrira donc de la façon suivante :

$$Z_1 = W_1{}^{o1}K_1 \qquad Z_2 = W_2{}^{o2}K_2 \qquad Z_3 = W_3{}^{o3}K_3, \text{ etc.}$$

K_1	K_2	K_3
I	I	I
I_1	I^2	I^3

Prenant son schéma, Liepmann dit : Il peut y avoir deux variétés de troubles.

La première résulte de l'établissement en Z d'une formule kinétique erronée, le déroulement des z, soit dans leur succession, soit dans leur forme, est faux : il y a apraxie idéatoire. Ou bien, le trouble siège au-delà de Z, la formule kinétique est correcte, c'est son exécution motrice qui ne l'est pas. Ce trouble siège entre Z et I, plus précisément la formule du trouble sera : W° K

$$\underline{\hspace{3cm}} \quad \text{(trait d'interruption)}$$

$$K$$
$$I$$
$$I$$

Il y a interruption des communications normales au-delà de W°K, ainsi que le marque le trait.

Ainsi donc, Liepmann croit à l'atteinte d'un mécanisme très particulier de l'activité dont il tente de préciser les rouages, l'eupraxie idéatoire, l'eupraxie idéo-motrice relèvent d'un mécanisme fondamental identique ; les apraxies correspondantes s'expliquent par la différence d'étage dans l'altération du mécanisme psychique.

II) A cette conception de l'apraxie s'oppose celle de Von Monakow Brun. Tout d'abord, le trouble ne relève pas d'une altération élective de tel ou tel territoire anatomique (point de vue de Liepmann et de la plupart des auteurs) ; ces centres d'élaboration et de déclanchement moteur des images kinétiques (senso-motorium de Liepmann) ne doivent pas être isolés. L'eupraxie est le fait de toute l'écorce,

« c'est le bien commun de toute l'écorce » ; il y faut adjoindre aussi les territoires sous-corticaux.

L'activité gestuelle, en effet, relève de la mise en jeu de réflexes en majeure partie acquis et qui, très nécessaires à l'existence, sont descendus pour cela au rang d'automatisme. Si automatiques soient-ils, ils n'en sont pas moins une acquisition, à l'opposé de certaines fonctions (instinct de miction, par exemple) qui, elles, sont primaires.

Dans l'apraxie, ce qui est détruit, ce n'est pas le réflexe lui-même ; virtuellement, il subsiste, il reste en puissance ; pour qu'il s'extériorise, il manque les incitations physiologiques spéciales, dont c'est le rôle.

Mais tous ne disparaissent pas, au maximum même du trouble, certains mouvements se produisent par intermittence ; dans ces disparitions, ces reviviscences, on ne doit pas faire intervenir la complexité ou la simplicité de l'acte ; ce qui importe (Brun), « ce n'est pas la simplicité ou la complexité de l'acte, c'est la date ancienne ou récente de l'engramme dans le cerveau ». Le fait de l'ontogénie domine la question, car « les combinaisons de mouvements (mélodies kinétiques) de la vie quotidienne sont le fait d'un grand nombre de composants — nombreux dans le temps et dans l'espace — rôle de l'instinct, rôle de l'exercice et de l'entraînement depuis la première enfance, intégrant des mécanismes de plus en plus compliqués et fixes. En conclusion, l'eupraxie est quelque chose en partie préformée et automatique, en partie encore en évolution ; la disparition des mouvements dépend de l'inscription plus ou moins ancienne de leur engramme dans le cerveau. Car, à mesure de leur vieillissement, ils acquièrent la facilité de plus en plus grande de se déclancher par réflexe ; ceux-ci peuvent naître de régions de plus en plus nombreuses du cerveau, ce qui les rend de plus en plus automatiques et de moins en moins vulnérables ».

De cette conception découlent les variétés nombreuses et assez disparates de l'apraxie chez ces auteurs ; dès que le

mouvement en dehors des paralysies, des ataxies, est altéré, il y a apraxie ; indépendamment de l'uni ou bilatéralité, les troubles de l'information sensorielle (en particulier
l'astéréognosie), la perte de la kinesthésie, ou encore un
trouble plus profond du psychisme, l'agnosie, font isoler
autant de formes en soulignant l'essentiel du processus
physio-pathologique ; ceci en ce qui concerne notre apraxie
idéo-motrice ; quant à l'apraxie idéatoire, elle est dite
idéogène, en donnant à ce terme le sens d'un ébranlement,
d'un diaschisis profond de l'entendement. Ce diaschisis ne
lui est pas spécial, ainsi que nous l'avons vu ; il explique
par la disjonction l'inhibition des réflexes, tous les modes
de l'apraxie, les dominantes cliniques n'ayant pas d'autre
valeur que de schématisation.

III) Dans son travail publié dans le « Brain » en 1908,
K. Wilson, au chapitre « définition et classification », expo-
se son point de vue dans les termes suivants :

« L'apraxie peut être brièvement définie comme suit
(Impossibilité d'exécuter certains mouvements ou ensemble
de mouvements dont on se propose l'exécution, tandis que
sont conservés mouvement, sensation, coordination).

L'incorrection du mouvement peut relever de multiples
origines, la place que l'apraxie prend dans la série peut
utilement être mise en évidence si nous énumérons en ordre en allant de la zone afférente à la zone efférente du cortex les diverses déficiences de la fonction cérébrale pouvant
intervenir dans son altération. Dans cette démarche, nous
commencerons par la paralysie sensorielle et, passant par
le territoire psycho-sensorio-moteur, nous terminerons par
la paralysie motrice.

1. Cécité corticale, surdité corticale, paralysie sensorielle
corticale. Perte des impressions visuelles, auditives, cuta-
nées correspondantes.

2. Ataxie cérébrale (Rindenataxie).

Perte de l'information kinesthésique résultant d'une estimation fausse de l'étendue, de l'énergie du mouvement.

3. Paralysie psychique (Seelenlähnung).

Incapacité de mouvement résultant de la perte des images kinesthésiques et des souvenirs pour les mouvements complexes.

4. Agnosie : Cécité psychique, surdite corticale, etc. Conservation de la sensation, mais échec de sa reconnaissance, perte des images de la mémoire sensorielle, interruption des relations entre la sensation et la mémoire.

5. Agnosie idéatoire :

Perte des associations dans l'espace et des rapports par quoi les divers éléments d'un objet étant connus, s'en compose l'idée.

6. Apraxie idéatoire :

Synthèse défectueuse des composantes d'un mouvement à plusieurs étapes : schéma défectueux des mouvements ou des actes.

7. Apraxie motrice :

Intégrité de l'appareil cortico-musculaire, mais incapacité de traduire l'idée normalement conçue d'un mouvement dans le mouvement correspondant.

8. Parésie ou paralysie motrice.

Dans laquelle nous faisons entrer la persévération (intoxication) comme cause de perturbation.

Au fond, selon Wilson, l'apraxie n'est pas quelque chose de distinct ; c'est un trouble du mouvement dont les causes sont multiples. Tout ce qui, entre la zone afférente du cerveau et sa zone efférente, peut altérer les rouages successifs par lesquels le geste s'exécute, est capable de créer des désordres du type apraxique ; sans doute, dans cet échelonnement de rouages, certains devront, étant disloqués, donner lieu à des déformations plus particulières du mouvement, où il faut reconnaître l'apraxie véritable ; mais cela s'isole assez peu de l'ensemble.

Le point de vue des principaux auteurs étant ainsi exprimé, nous allons exposer les observations que nous a suggérées la clinique.

A) Tout au long de ce travail, nous avons prononcé le mot de fonction. Nous avons usé du terme « fonction eupraxique ». Tandis, en effet, que les auteurs réunissent sous le terme apraxie, au sens le plus resserré, l'exécution imparfaite des mouvements en l'absence de troubles de la motricité, de la sensibilité, de la coordination, et ne retiennent qu'une distinction : mouvements simples, apraxie idéo-motrice, mouvements complexes, apraxie idéatoire ; nous estimons que l'apraxie se décompose en deux fonctions absolument distinctes dans leur essence, leur destination et leur extériorisation.

a) Il y a une fonction du geste, permettant le geste en soi, le geste trouvant sa fin en lui-même, dont l'expression la plus haute est le symbolisme gestuel. Elle est psycho-motrice d'essence, son altération crée l'apraxie idéo-motrice.

b) Il y a une autre fonction d'essence purement psychique, se limitant à une aptitude de l'esprit, c'est l'agnosie d'utilisation ; elle nous fait aptes à employer les objets, à les fabriquer, pour cela le geste est mis à son service ; lorsqu'elle est perturbée, le geste en soi échappe au trouble ; le service rendu, et très correctement rendu, est celui demandé ; la série des gestes extravagants ne constitue pas l'anomalie, elle la signale ; l'anomalie est psychique, le sujet n'a pas la connaissance pragmatique de l'objet. A proprement parler, il n'y a pas apraxie ; le fond n'est pas gestuel, il est intellectuel : l'agnosie d'utilisation.

B) Que faut-il entendre par trouble de la fonction ? Et en quoi la notion de trouble de fonction change-t-elle l'aspect du syndrome ? Nous tâcherons, tout d'abord, d'isoler la « fonction » du reste du psychisme, non pas dans l'abstrait, mais en nous appuyant sur les séparations signifiées par la clinique.

Le psychisme est fait de choses multiples, difficilement dénombrables, mais en limitant l'analyse au point de vue qui nous occupe, nous distinguons deux grands ordres d'éléments. Il y a des mécanismes automatiques, tout montés, qui se disposent d'ailleurs hiérarchiquement ; de cette hiérarchie les échelons les plus distants nous sont différenciables ; mécanisme moteur, par exemple, celui qui sans réflexion, sans attention, sans effort, nous fait marcher ; mécanismes beaucoup plus haut placés du langage, de l'eupraxie, infiniment plus souples et qui, sauf les inventions du moment, changeant plus ou moins les habitudes, enrichissant l'expression, jouent sans plus d'effort ou d'application que pour la marche.

— Ces automatismes sont spécialisés, constituant des ordres séparés de l'activité spontanée, la disparition de l'un n'exclut pas l'autre, mais ils sont séparés seulement par leur finalité, car leurs rapports sont intimes, réglés par toutes les possibilités de la répercussivité réflexe ; celle-ci se signalera, par exemple, dans la gesticulation qui, spontanément, s'associe à l'expression verbale ; ces associations réflexes peuvent être d'une extrême complication, s'effectuer dans le domaine de l'élaboration intellectuelle même, s'automatiser là ainsi que nous le verrons ultérieurement.

Pour nous en tenir aux automatismes fonctionnels de base, nous insistons sur leur impersonnalité : le langage, le geste symbolique, sont universels ; c'est seulement par un certain cachet qu'ils sortent du commun faisant l'éloquence, l'art scénique, par exemple ; ce cachet exprime la personnalité ; c'est elle qui usant des mécanismes fonctionnels automatiques leur donnera la teinte par quoi se découvrent le goût, l'intelligence, facultés de l'âme. Il nous semble donc, à grands traits, que le psychisme comporte un matériel tout fait sur lequel les facultés maîtresses de l'esprit exerceront leur action aux formes plus ou moins puissantes, aux nuances plus ou moins riches pour créer des personnalités plus ou moins originales.

Ces distinctions relèvent de l'observation neuro-psychiâtrique : le dément sénile, par exemple les démontre ; il parle, mais si pauvrement ! il gesticule, mais avec tant d'indigence ! il sait allumer le feu ; mais souvent pour causer bien innocemment l'incendie qu'il est incapable de prévoir.

Témoin encore ce dément précoce évident, qui bon flûtiste avant le début de sa maladie conserve, en pleine période d'état, un mécanisme très habile qui constamment progresse ; mais il joue tous les mouvements sur un rythme vertigineux, sans arrêt, du matin au soir et ne s'avise pas qu'il puisse introduire des variations dans la cadence : régler le rythme, découvrir la nuance, l'exprimer, relève d'un art dont il est incapable ; par contre, il conserve admirablement l'automatisme acquis.

Les Docteurs Barük et Morel ont publié récemment un cas de démence précoce très expressif à ce sujet. Les facultés de mémoire sont intactes, les inscriptions mnésiques, leur déclanchement, leur déroulement se font sans l'ombre d'une difficulté ; le malade apprend par cœur des pages entières traitant de n'importe quel sujet : littérature, histoire, géographie, sciences ; son érudition géographique est considérable et, au commandement il débite toutes les connaissances emmagasinées, mais en récitant par tranches, toujour les mêmes ; il ne peut pas commencer quelques phrases plus bas que d'habitude, est incapable de rien changer au texte ; il débite les départements selon un certain ordre, lui pose-t-on une question de chef-lieu au hasard ? Il ne peut pas répondre ; de plus, sans qu'on sache pourquoi, brusquement, son débit s'arrête en pleine phrase.

Le malade ne peut, en outre, rien expliquer de ce qu'il a dit ; il ne peut pas écrire une lettre ; toute création, toute invention lui est interdite ; il n'a plus les facultés d'élaboration ; il n'a conservé que la partie des automatismes réglés de son psychisme ; c'est un automate.

A ces malades, nous opposons l'aphasique, l'apraxique, aussi bien idéatoire qu'idéo-moteur ; nous avons déjà fait allusion à l'opinion ordinairement exprimée que l'apraxique idéatoire est un dément ou qu'il ne peut pas y avoir aphasie sans un gros affaissement de l'intellect. Read s'est déjà élevé là contre. Il est bien sûr que si par avance le cerveau est atteint de lésions diffuses, de désintégration sénile ou d'athéromatose, le coup nouveau n'avantagera pas ses opérations. Sans nous borner aux sujets jeunes (artérite syphilitique précoce, traumatismes) en considérant même certains vieillards, on ne peut pas parler à leur sujet de démence ; ils ont perdu une certaine fonction, même lorsque plusieurs fonctions se sont effondrées à la fois, le dommage (à part de contre-coup de l'ictus qui est proprement traumatique) est limité à elles et ceci ressort parfaitement de l'observation de ces malades avant l'accident, au cours de la maladie (après la période de shock), enfin, plus tard, lorsqu'ils ont récupéré la fonction ; leur expression, leur comportement sont les mêmes ; la fonction étant récupérée, ils sont ce qu'ils étaient avant le dommage, rien n'est changé en eux à part quelques séquelles, témoins du déficit fonctionnel.

c) Personne ne conteste que le langage ne s'isole comme fonction très définie, moyen d'expression le plus commode, le plus précis de la pensée ; cette fonction est un luxe par rapport aux nécessités de la vie organique et, à certains égards, par rapport à la pensée elle-même. Les sourds-muets prouvent que le langage n'est pas indispensable aux interrelations que le geste y peut suppléer et même acquérir, par l'éducation, des possibilités d'expression semblables à celle du langage verbal. Le Père Jousse (Études de psychologie linguistique) établit qu'il en est normalement ainsi chez nombre de peuplades primitives, chez certaines tribus d'Indiens, en particulier ; le langage gestuel atteint ainsi la perfection. Dans les sociétés évoluées il subit une involution par suite du développement du langage verbal ; une fonction nouvelle, à même fin, se développe en marge de la fonction initiale ; mais il suffirait de quelque application pour qu'elle reprit son ampleur première. Cette possibilité de disparition, de réapparition au gré des suppléances spontanées ou de l'application volontaire, sans que la personnalité en souffre dans ses traits profonds, marque bien comment nous comprenons la fonction et comment de ce seul point de vue se doit distinguer la fonction du geste : l'eupraxie.

Le fait intéressant est que les analogies se retrouvent à l'état pathologique :

a) l'évocation : Elle est dans l'aphasie le gros élément du déficit fonctionnel ; le nom de l'objet à désigner ne vient pas à l'esprit tout de même que le geste à exécuter peut ne pas venir à l'esprit de lapraxique ; dans l'un et l'autre état l'évocation qui ne se fait pas à tel moment se fait sans effort à tel autre ; souvent dans la phrase que le malade prononce et, plus souvent encore, (presque toujours nous semble-t-il) dans le geste que le malade fait pour son propre compte ; inhibitions et reviviscence grandement commandées par l'état d'effort, d'émotivité ou au contraire de spontanéité, de quiétude où se trouve le malade.

b) L'exécution : La persévération est commune aux deux fonctions : un mot, un geste précédent se substituent au mot, au geste actuel, ou bien partie d'eux y pénètre, sans que nous puissions dire si l'intoxication intéresse l'arthrie, le geste lui-même ou leur évocation. Mais le trouble d'exécution véritable est celui de l'articulation verbale et du déploiement gestuel ; la dyskinésie spatiale, le trouble de la figure du geste par la persévération parcellaire d'une part, la dysarthrie, l'anarthrie, d'autre part, nous semblent, nous l'avons vu, des phénomènes du même ordre, mis au service d'activités particulières. La parenté psychologique de ces dernières servirait d'arguments, si en cette matière on pouvait invoquer la logique ;

Un caractère commun se rencontre encore dans l'imitation. L'anarthrique, le dysarthrique, l'aphasique de Broca, sont incapables de répéter les mots, souvent la syllabe prononcée devant eux, de la même manière que l'apraxique ne réussit pas à reproduire le geste ou peine exagérément, sauf à certaines tentatives où se vérifie la loi de l'intermittence déjà vue pour l'évocation aussi bien phasique que gestuelle.

Ces traits de ressemblance (dont on pourrait appuyer l'idée de filiation) isolent ces fonctions de la gnosie d'utilisation. Elle se résume à une fonction abstraite, une identification spéciale dont l'extension est la manipulation ; celle-ci tient, dans l'activité pratique, une place prépondérante ; le langage, le geste symbolique s'y unissant se trouvent figurés les principaux caractères de la sociabilité de l'homme. Cette agnosie l'emporte de beaucoup en gravité sur les autres ; les autres sont susceptibles de suppléances ; la vue peut réparer l'agnosie tactile ; le toucher l'agnosie psychique, même l'aphasie optique s'accommode de compensations ; le malade ne peut pas nommer l'objet présenté, mais il suffit que sa main le touche, l'explore pour qu'aussitôt le nom vienne ; ainsi par le moyen du toucher vient à l'esprit un nom d'objet que le regard ne peut pas évoquer. Par contre, la non identification pragmatique, l'agnosie d'utilisation, trouble d'une opération purement abstraite, dont aucun sens ne peut réparer le dommage, met le malade dans une impuissance irréparable.

B) Notre point de vue étant ainsi défini, quels sont les liens et ses dissemblances avec les systèmes précédemment exposés? Nous nous rencontrons avec Liepmann lorsqu'il assimile le syndrome à un trouble électif relevant de la perturbations de certains rouages fonctionnels spécialisés ; sa schématisation a le mérite d'objectiver clairement les modalités du trouble ; nous pouvons, à notre tour, en faire usage.

a) Le centre z n'entre pas en action, il n'y a pas évocation : apraxie d'évocation (voir fig. II).

b) Si entre z et m les communications normales sont

faussées, bien que le malade ait conçu le geste, l'exécution est imparfaite : apraxie par dyskinésie spatiale.

c) Quant à la persévération clonique ou bien, au lieu de composer les éléments fournis par A pour former l'image kinétique nouvelle, Z y substitue une image précédemment élaborée et dont l'impression subsiste ; ou bien encore, entre Z et m, à l'influx nouveau se substitue le même influx nerveux qui donnait lieu au geste précédent.

Mais le schéma se peut-il étendre à l'apraxie idéatoire ? Z est un centre d'image kinétique ; or, à notre sens, l'image kinétique n'est pas en cause ; est en cause la connaissance pragmatique de l'objet, laquelle échappe à toute formule ; nous avons vu précédemment que les sens ne la servent pas. Elle est en soi ; elle est par elle seule.

Nous l'avons exprimé plus haut, le schéma a valeur de démonstration ; il ne nous paraît pas qu'il ait valeur d'explication ; nous créons des centres qui correspondent aux divers aspects de la fonction relevés du dehors ; nous allons du dehors au dedans et faisons au dedans autant de compartiments que du dehors il nous paraît utile. Que savons-nous des centres, en quoi sommes-nous autorisés à les distinguer avec tant de précision ? L'utilité du cerveau n'est évidemment pas niable, mais nous y mettons des compartiments arbitraires, et en nous en tenant aux faits anatomiques, nous ne pouvons pas faire davantage que de reconnaître certaines zones cérébrales vastes, imprécises, particulièrement liées, semble-t-il, à telle ou telle fonction.

Monakow, Brun n'en tiennent guère pour les centres, nous le verrons plus loin ; il y a diaschisis, atteinte diffuse du cerveau, d'où résulte l'atteinte diffuse des réflexes qui commandent à nos activités. Si donc il n'y a pas élection anatomique, il n'y a pas davantage élection physiologique, témoin la coexistence avec l'apraxie, des troubles cérébraux les plus divers (hémiplégies, parésie, troubles de la sensibilité, aphasies, agnosies). De telle manière que la notion de fonction s'estompe chez ces auteurs devant celle d'automatismes ordonnés selon une hiérarchie ontogénique. Nous croyons à la hiérarchie, nous l'avons vu à l'occasion des rapports entre le langage et le geste, mais nous retenons la fonction indépendante en y introduisant une hiérarchie propre dont nous avons analysé les ressorts. (Voir étude psychologique du geste).

Car, la coexistence des troubles divers avec l'apraxie, elle n'infirme pas son individualité psycho-physiologique, les associations étant commandées, ainsi que nous l'avons déjà exprimé, par la vascularisation cérébrale.

Seulement, s'agit-il de l'atteinte de l'activité proprement automatique ? Il ne nous semble pas que ce soit là le fond même du trouble ; l'automatisme, autant qu'il se peut juger, subsiste ; ce qui est troublé, c'est la faculté de mettre l'automatisme au service de la volonté, de telle sorte que l'apraxie idéo-motrice pourrait foncièrement se définir « l'impossibilité de mettre l'automatisme gestuel au service de la volonté ».

Anatomo-clinique

Etude clinique

I) Ayant isolé l'apraxie et fait connaître son mécanisme (psychologique, Liepmann s'attacha à préciser la topographie des centres psychiques intéressés. Il arriva aux conclusions que voici :

A) De même que, pour le langage, c'est l'hémisphère gauche qui joue le rôle dominant dans l'eupraxie, mais en raison de la bilatéralité des centres moteurs (FA), il convient qu'il y ait des connexions étroites entre les centres de commandement gauches et la zone d'exécution motrice droite ; les relations sont établies par le corps calleux ; le schéma de la collaboration des deux hémisphères s'établit aisément et l'auteur le traduit ainsi :

En A B senso-motorium, se confondent le sensorium A, ou zone de constitution de la formule kinétique, et le motorium B, ou zone d'exécution (FA). De ce centre gauche part un ordre tout fait que le corps calleux transmet à la région symétrique droite. Celle-ci le reçoit et, passivement, si l'on peut dire, l'exécute ; les faisceaux moteurs se croisant, il résulte que l'élaboration princeps fait jouer directement le côté droit, le côté gauche ne jouant que l'image réfléchie du centre gauche au centre droit.

Un foyer détruisant le centre cérébral gauche (1) ou bien les fibres de projections en même temps que les fibres calleuses provoque une hémiplégie droite et une apraxie bilatérale par suppression des images kinétiques au centre droit intact.

Un foyer n'intéressant que le corps calleux (4-5) privera le cerveau droit du commandement gauche ; celui-ci continuant à régir le côté droit, l'apraxie sera unilatérale et gauche.

Enfin, un foyer de la capsule interne gauche causera une hémiplégie droite, mais sans apraxie, les centres corticaux subsistant.

b) L'auteur précise le siège du senso-motorium.

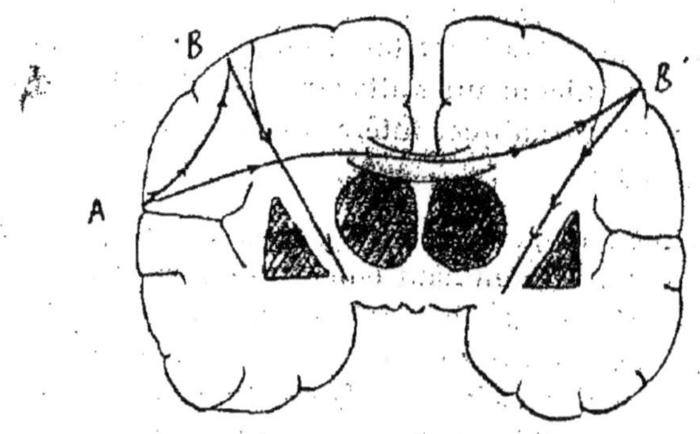

Fig. 3

A = Zône émpraxique.
B = Zône de rolando.
A B = Sensomotorium.

α. Il comprend :

Le lobe pariétal gauche : gyrus supra-marginalis + P₁.

La région centrale gauche (F A + P A) + le pied de F et F₂.

Les lésions de ces centres à gauche donneront une apraxie idéo-motrice bilatérale à prédominance droite. D'ailleurs, malgré l'élaboration des images kinétiques dans le cerveau gauche, les lésions du senso-motorium droit retentiront sur le membre gauche qui, si la lésion est importante, présentera une dyspraxie plus ou moins accusée.

β. Ces centres régissent l'apraxie idéo-motrice ; l'apraxie idéatoire a son siège de direction dans un autre territoire, la partie postérieure de T_2 et le trouble sera d'autant plus accusé qu'il y aura dans le reste du cerveau davantage d'atrophie.

c) L'apraxie des muscles de la tête et du visage est due à des lésions du 1/3 inférieur de PA et de la circonvolution de Broca.

d) Le lobe frontal ne joue aucun rôle dans l'apraxie. Les grosses lésions frontales diminuent seulement l'initiative motrice.

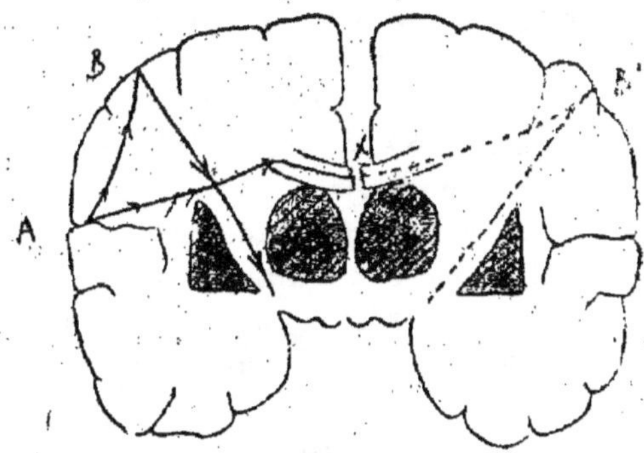

FIG. 4
Rôle du corps calleux

II. Nous avons analysé, plus haut, la théorie du diaschisis de Von Monakow ; dans les cas de dislocation réparables, l'apraxie est fugace ; lorsqu'elle dure, c'est que les dégâts encéphaliques sont importants (artériosclérose, tumeurs), « l'apraxie est un phénomène cérébral commun, général, qui, cependant, par l'existence simultanée d'une lésion en un certain point, peut prendre une coloration « focale particulière. Cette région, relativement praxique, c'est tout le territoire de la sylvienne, notamment gauche. Si la lésion prédomine dans la portion antérieure, il y aura plutôt apraxie motrice unilatérale ; si elle prédomine dans la portion postérieure P_2-T_1, l'apraxie sera plutôt bilatérale avec troubles gnosiques et aphasie sensorielle ».

Brun s'en tient à un point de vue très voisin, mais il apporte des faits d'observation infirmant la thèse des centres de l'eupraxie et de la suprématie du cerveau gauche. Il conclut ainsi :

« Il n'y a pour ainsi dire aucune région du cerveau, hémisphère droit compris, dont la lésion ne puisse, au moins temporairement, donner l'apraxie.

Une lésion totale du lobe pariétal gauche n'est pas forcément suivie d'apraxie, même temporaire.

La région apraxique par excellence est très étendue, c'est tout le territoire sylvien postérieur gauche ou droit.

Le lobe frontal n'a pas d'importance particulière quant à l'apraxie ; les cas de lésion frontale avec apraxie sont des cas de grosses tumeurs avec lésions à distance (hypertension, hydrocéphalie, diaschisis).

L'absence d'initiative motrice précoce et temporaire est un phénomène diffus, de choc (diaschisis).

Les lésions du corps calleux agissent également par diaschisis et ne provoquent pas, forcément, d'apraxie durable.

En principe, on peut admettre que :

— L'apraxie motrice unilatérale est le fait de lésions étendues de la partie antérieure de la région eupraxique (PA gauche, région centrale FA-PA et centro-pariétale). Elle est homolatérale ou croisée.

— L'apraxie sensorielle unilatérale est le fait de lésions graves de P_2 du côté opposé et de la portion postérieure de T_1.

L'apraxie bilatérale agnosique, idéatoire, est le fait de grosses destructions de la partie postérieure de la région praxique (lobe pariéto-occipital à droite ou à gauche) avec grosses lésions de tout le cerveau. Plus la lésion est postérieure, plus l'apraxie est agnosique.

L'asymbolie motrice et la parapantomimie sont dues à des lésions profondes de FA gauche.

L'apraxie facio-linguale, de même : lésion profonde de FA gauche et aussi de gros foyers pariétaux, voire occipitaux et droits.

IV) Les différents auteurs dont nous venons d'exposer la doctrine éliminent le lobe frontal de la zone eupraxique ; d'autres, au contraire, y situent l'eupraxie ; Wilson (Brain, 1908) en particulier : « Il y a eu des cas d'apraxie où tout le cortex était normal, sauf le lobe frontal gauche. Ce centre a-t-il les mêmes relations avec les centres moteurs des membres dans le senso-motorium que le centre de Broca avec l'aire corticale (cortical area) pour l'innervation du larynx ?

Il est sûr que l'isolement de l'écorce frontale (gauche) de la zone similaire du côté opposé cause l'apraxie (unilatérale gauche).

Il se peut qu'il y ait apraxie agnosique lorsqu'il y a séparation de la zone corticale sensitive d'avec la zone frontale : apraxie motrice lorsque la séparation se fait entre la zone frontale et la région motrice.

Quant aux informations pour l'hémisphère droit, elles se feraient par le corps calleux ».

Etude
de nos observations anatomo-cliniques

**(Observations cliniques résumées - Pour le détail
voir en fin d'ouvrage)**

OBSERVATION N° I

(Thèse Maurice Lévy)

Mme No...

a) Aphasie de Wernicke. Apraxie idéo-motrice bilatérale ; apraxie idéatoire ; hémianopsie double.

b) *Hémisphère gauche :* Ramollissement du territoire sylvien postérieur, frappant extérieurement : la partie postérieure de P_2, le pli courbe dans sa partie haute, la partie postérieure attenante de T_1.

Après section horizontale : on constate qu'une distension ventriculaire imposante est venu prendre la place de la substance cérébrale détruite. A ce niveau, la lésion est massive, sectionnant à peu près complètement les voies optiques, l'épendyme est presque au contact de la face externe du cerveau.

Hémisphère droit : Pas de lésions visibles extérieurement sur la coupe de Fleisig, il existe un gros état lacunaire du noyau lenticulaire.

Les radiations optiques de Gratiolet paraissent indemnes, mais l'examen microscopique des coupes du pôle occipital colorées par la méthode de Weigert montre :

1) Une lésion linéaire transversale, cicatrice vraisemblable d'une hémorragie ancienne qui sectionne les radiations optiques dans leur segment externe et à laquelle vient s'ajouter une autre petite lésion visible sur certaines coupes, seulement, mais qui détermine une dégénérescence bien visible.

2) Une pâleur de la substance blanche du lobe occipital due à une dégénérescence incomplète des radiations optiques.

OBSERVATION N° II

(Personnelle)

Will., 78 ans.

a) Hémiparésie droite avec paralysie faciale accentuée.
Hémianesthésie.

Apraxie idéo-motrice bilatérale.

Troubles de la parole prédominant sur l'articulation des mots.

b) Hémisphère gauche :

On constate tout d'abord que l'aggravation récente de l'état de la malade est dû à un ramollissement relativement récent de la cérébrale postérieure gauche, s'étendant au cunens, cependant le splénium du corps calleux est indemne.

En outre, lésion du territoire de la sylvienne sur la moitié inférieure de PA, versant postérieur et la moitié antérieure de P_2.

1) Coupe horizontale passant par le pied de F_3 à l'extrémité inférieure de PA.

a) Intégrité du pied de F_3 et des noyaux gris centraux.

b) Atteinte des deux circonvolutions postérieures de l'insula et de la partie postérieure de la région operculaire inférieure de FA.

c) Lésion récente, type cérébrale postérieure.

2) Coupe passant 3/4 de centimètre au-dessus de la précédente. La lésion frappe PA en totalité et, en arrière d'elle, les premières digitations de P_2. Elle va, à ce niveau, dans la profondeur, mais laisse indemne la région du pli courbe et enfin empiète très légèrement, de façon immédiatement sous-corticale, sur le versant postérieur de FA.

3) Coupe passant 3/4 de centimètre au-dessus de la précédente. La lésion, à ce niveau, frappe surtout PA et la déborde, en arrière et aussi en avant :

En arrière, sur P_2 de façon profonde et superficielle.

En avant, sur le sillon rolandique et la partie toute postérieure de FA.

4) Dans la partie supérieure du cerveau, on voit la lésion toucher superficiellement PA, FA, P_1 est indemne.

OBSERVATION N° III

Sem...

a) Hémiplégie droite douteuse, pas de troubles sensitifs.

Aphasie de Wernicke modérée.

Grosse apraxie idéo-motrice bilatérale.

Pas d'apraxie idéatoire.

Pas d'hémianopsie (thèse Maurice (Lévy).

b) Hémisphère gauche (personnel).

Ramollissement de toute la zône de Wernicke avec atteinte de la branche horizontale et de la branche verticale du pli courbe ; enfin destruction de la moitié postérieure de T_1.

Coupes horizontales : on vérifie que le ramollissement du pli courbe pénètre profondément dans le centre ovale, atteint l'épendyme, coupant les radiations optiques.

En outre, ramollissement cortico-sous-cortical du pied de F_3.

Hémisphère droit : dans la région occipitale, ramollissement portant sur la scissure calcarine et les radiations optiques.

OBSERVATION N° IV

(Thèse Maurice Lévy)

Mme Fou... 77 ans.

a) Hémiplégie droite.

Aphasie de Wernicke.

Apraxie idéo-motrice bilatérale. L'état de la malade a empêché la recherche de l'apraxie idéatoire.

b) Hémisphère gauche : gros foyer de ramollissement récent, paraissant commencer à partir de FA, touchant PA et tout le lobe pariétal jusqu'au pli courbe, enfin la partie postérieure seulement du lobe temporal. Par contre, le territoire de l'orbito-frontale externe et de la temporale antérieure paraissent indemnes.

Coupes horizontales :

La coupe passant par le pied de F_3 montre que FA et PA sont beaucoup moins touchées qu'elles ne le paraissent et que le ramollissement proprement dit se limite au territoire postérieur de l'artère sylvienne.

Mais sur une 2ᵉ coupe passant un centimètre au-dessus, le ramollissement empiète largement débordant en avant jusqu'à FA, touchant le fond du sillon rolandique.

OBSERVATION N° V

Bass... (personnelle).

a) Hémiplégie droite modérée.

Aphasie de Wernicke modérée.

Apraxie idéatoire, apraxie idéo-motrice bilatérale.

Hémianopsie droite (état pseudo-bulbaire).

b) Hémisphère gauche :

1° Au point de vue du syndrome pseudo-bulbaire, état lacunaire des noyaux gris, lésion très marquée du centre ovale dans la partie haute ; petite lacune dans le globus pallidus, une plus grosse dans le centre ovale du lobe frontal.

2° Au point de vue hémianopsie, pas de lésion macroscopique, mais il existe un état de sclérose grisâtre, assez molle de la région.

3° En ce qui concerne l'aphasie et l'apraxie, le territoire cortical est absolument indemne ; mais il existe dans la 1re circonvolution temporale et se poursuivant dans le lobe pariétal un état de mollesse avec aspect grisâtre et élargissement des petits vaisseaux qui frappe surtout le centre ovale du lobe pariétal et pénètre peu dans la substance blanches des circonvolutions.

Cet aspect grisâtre s'accentue par places sous forme de plages lacuniformes. Somme toute, sur un fond d'ensemble de ramollissement chronique mollasse, se voient quelques lacunes isolées ; une plus importante de 4 mm. de diamètre se trouve aussi dans le centre ovale haut ; d'autres plus petites et situées plus haut sont arrondies et assez suspectes au point de vue porose.

Hémisphère droit : lésions diffuses, mais moins accusées du putamen et du centre ovale.

OBSERVATION N° VI

Boul..., 64 ans (personnelle).

a) Hémiparésie droite (séquelles très légères).

Aphasie de Wernicke.

Apraxie idéo-motrice (légers troubles interprétés comme une séquelle).

Apraxie idéatoire : idem.

b) Hémisphère gauche : Ramollissement du gyrus supramarginalis, les deux tiers postérieurs de T_1 qui se sont affaissés dans la profondeur de la scissure de Sylvius. Légère érosion du pli courbe, les circonvolutions rolandiques sont intactes.

1° Coupe de Fleisig.

Le ramollissement s'étend en profondeur vers le carrefour ventriculaire et la corne occipitale ; néanmoins, le tapetum est relativement intact, les radiations optiques constituent la limite même du ramollissement.

2° Coupe horizontale passant par le centre ovale.

Seul le tiers postérieur du centre ovale est ramolli, pas de lacunes dans la portion antérieure et moyenne. La PA est rigoureusement indemne.

Hémisphère droit : Intact.

<hr>

OBSERVATION N° VII

Mme Chev... (personnelle), 72 ans.

a) Hémiplégie droite.

Troubles du sus-stéréognosique et de position à droite.

Légers reliquats d'aphasie.

Trouble du sens-stéréognosique et de position à droite.

Pas d'apraxie idéatoire.

Pas d'hémianopsie.

b) Hémisphère gauche :

Lésion du lobe pariétal gauche prédominant sur le territoire de l'artère du sillon inter-pariétal.

Pas de lésion sur la coupe de Fleisig, sauf l'avant-dernière digitation insulaire ; un peu au-dessus, la lésion touche le fond du sillon interpariétal.

Sur la coupe passant en plein centre ovale, lésion dans la profondeur du lobe pariétal atteignant presque, en avant, l'extrémité du sillon Rolandique ; il y a atteinte du cortex profond du sillon.

Sur une coupe, un centimètre plus haut :

Atteinte de la moitié supérieure le PA sur ses deux versants.

Atteinte du versant inférieur de la pariétale supérieure (P_1).

Le contour supérieur du gyrus supramarginalis est juste effleuré.

Profondément, le ramollissement détruit le centre ovale dans sa portion sous-jacente à PA et au gyrus supramarginalis. Il descend ainsi dans le centre ovale jusqu'au niveau du plafond du carrefour ventriculaire.

Hémisphère droit : Intact.

<hr>

OBSERVATION N° VIII

Deyb..., 72 ans (personnelle).

a) Grosse hémiplégie droite.

Hémi-anesthésie droite.

Aphasie de Broca.

Légers troubles d'apraxie idéo-motrice. Séquelles vraisemblables.

Apraxie idéatoire.

Cécité à droite. Hémianopsie à gauche.

b) Hémisphère gauche.

Extérieurement : rien.

Coupes horizontales en série : ramollissement portant sur toute la substance blanche en centre ovale, pénétrant dans l'axe blanc des circonvolutions ; tout le lobe frontal est particulièrement atteint.

Sur les coupes passant par les ventricules, nécrose périépendymaire se continuant avec la nécrose du centre ovale.

Les noyaux gris centraux présentent quelques lacunes, surtout le putamen toute la substance blanche de la zône de Wernicke et des radiations optiques présente un processus nécrotique analogue.

Hémisphère droit : Extérieurement : rien.

Sur les coupes horizontales : seule la portion justaépendymaire au niveau de la corne occipitale présente un ramollissement analogue. Il se continue avec un petit ramollissement authentique sous-cortical du pli courbe.

OBSERVATION N° IX

Bouge, 83 ans (personnelle).

a) Hémianesthésie gauche à tous les modes.

Pas d'aphasie.

Apraxie idéo-motrice légère, bilatérale.

Pas d'apraxie idéatoire.

Pas d'hémianopsie.

b) Hémisphère droit : gros ramollissement détruisant la zone de Wernick.

Le gyrus supramarginalis.

Le pli courbe.

Toute la première temporale, la majeure partie de la 2ᵉ.

1) Coupe passant un peu au-dessus de la commissure interthalamique.

Foyer très profond, s'étendant jusqu'à l'épendyme. Le carrefour ventriculaire, le tiers postérieur de l'insula et de la capsule externe sont détruits. Le noyau lenticulaire et le thalamus sont intacts.

2) Coupe passant par le centre ovale.

On constate l'intégrité du pied de la couronne rayonnante, le FA. Seul le versant postérieur de PA est atteint par le ramollissement.

Hémisphère gauche : intact.

OBSERVATION · N° X

Bbtt., 75 ans (personnelle).

a) Hémiparésie gauche (séquelles).

Hémihypoesthésie de ce côté (sensibilité superficielle).

Pas d'aphasie.

Apraxie légère unilatérale gauche.

Pas d'apraxie idéatoire.

Pas d'hémianopsie gauche.

b) Hémisphère droit : extérieurement, par le toucher, on arrive à la délimitation suivante : ramollissement de :

F_2, F_3.

2/3 inférieurs de FA.

1/2 inférieure de PA.

La portion la plus avancée du gyrus.

L'insula.

La totalité du lobe orbitaire, à l'exception du gyrus rectus.

Rien dans la portion reculée du gyrus supramarginalis, le pli courbé, les pariétales.

Coupe horizontale : Ramollissement blanc à des stades successifs ; toute la région operculaire, rolandique, l'insula, F_3 sont fortement ramollis et s'effritent à la coupe.

Le gyrus et son axe blanc sont également ramollis, mais à un degré beaucoup moindre ; le pli courbe a une densité normale.

En profondeur, le ramollissement a détruit toute la capsule externe, toute la capsule interne ; seul le thalamus et le bras capsulaire postérieur, dans sa portion basse sont intacts.

Corps calleux : indemne, sauf au niveau de l'irradiation du genou dans le lobe frontal.

Hémisphère gauche : rien de superficiel, ni de profond.

OBSERVATION N° XI

Hauf, 68 ans (personnelle).

a) Etat pseudo-bulbaire.

Pas d'aphasie.

Apraxie idéo-motrice bilatérale.

Apraxie idéatoire.

Hémianopsie droite.

b) Hémisphère droit. Ramollissement relativement récent de gyrus supramarginalis.

1/2 inférieure de PA.

1/2 inférieure du pli courbe.

1/2 postérieure de T_1 et T_2.

En profondeur : 1/2 postérieure du centre ovale, pied de la couronne rayonnante, insula et putamen, toute la substance blanche de la paroi externe de la corne occipitale ; le tapetum reste relativement intact.

Hémisphère gauche : quelques lacunes du putamen et état précriblé du thalamus.

OBSERVATION N° XII

Lanz..., 68 ans (personnelle).

a) Aphasie de Wernicke.

Apraxie idéo-motrice bilatérale.

Apraxie idéatoire.

Gros déficit psychique : gros troubles mnésiques.

b) Atrophie pariéto-occipitale bilatérale de la corticalité, mais avec prédominance à gauche ; élargissement des sillons, diminution irrégulière de l'épaisseur du cortex ; en quelques points des axes blancs, désintégration périvasculaire en traînées axiales.

Dilatation élective du carrefour et de la corne occipitale.

OBSERVATION N° XIII

Fay..., 68 ans (personnelle).

a) Aphasie de Wernicke.

Apraxie idéo-motrice bilatérale.

Apraxie idéatoire.

Agnosie visuelle et auditive.

Désorientation.

Apparence de cécité corticale.

Ensemble de troubles ayant présenté des hauts et des bas durant une évolution (voir aux observations : observation 13) marquée par des ictus. Ce type qui, en plus diffus, se rapproche du type précédent, du point de vue clinique, s'en rapproche aussi par l'aspect et le siège des lésions.

b) Hémisphère gauche. A l'inspection, existe un certain taux de méningite prédominant sur la région pariétale. On note un certain taux d'atrophie des circonvolutions pariétales postérieures.

Coupes : Ceci est confirmé par l'examen après section ; il s'agit d'une atrophie sans ramollissement complet du territoire postérieur de la sylvienne portant sur la partie postérieure de P_2, P_1, le pli courbe, le gyrus supramarginalis et, dans une certaine mesure la partie postérieure de T_1.

A ce niveau, le cortex a pris une coloration jaunâtre. Il est manifestement diminué de plus de la moitié du volume normal. Il en est de même de l'axe blanc des circonvolutions, si bien que celles-ci présentent un état marqué d'atrophie scléreuse ; même chose dans la profondeur où il y a atrophie fibreuse de la substance blanche entre ventricule latéral dilaté et cortex.

Le reste du cerveau gauche paraît sensiblement indemne et, d'ailleurs, ces lésions répondant à un processus ischémique progressif, s'accompagnant d'un certain taux de réaction méningée, correspondent exactement aux symptomes apraxiques, aphasiques et hémianopsiques présentés par le malade.

Hémisphère droit. — Il paraît, au premier abord sensiblement indemne sauf un peu d'épaississement méningé ; mais à l'examen approfondi, on constate qu'il présente une ébauche des mêmes lésions dans le même territoire.

OBSERVATION N° XIV

Duv..., *78 ans* (personnelle).

a) Monoparésie brachiale droite.

Troubles du langage, surtout perte du vocabulaire, très peu de dysarthrie.

Pas d'apraxie idéo-motrice.

Pas d'apraxie idéatoire.

Ictus 6 mois avant l'examen.

b) Hémisphère gauche : petite lésion au-dessus du gyrus supra-marginalis, lésion du 1/3 antérieur de P_2 et à l'union de ses 2/3 postérieurs.

Section horizontale : 1re coupe passant au niveau du pied de F_3.

2 foyers de ramollissement : le 1er est temporal, à la partie moyenne de T_1 allant jusqu'à l'épendyme. Ce foyer se poursuit plus haut et se trouve cette fois-ci, sous-corticalement dans la partie antérieure de P_2 avec un foyer accessoire profond coupant les fibres dans la profondeur du centre ovale postérieur. Plus haut, le foyer devient cortical et se limite à une petite érosion à la naissance de P_2.

Le 2e est un foyer cortico-sous-cortical qui semble toucher les 2 prémières digitations de l'insula ; il touche la moitié antérieure du pied de F A et la moitié adjacente de F_3. Ce foyer se limite assez rapidement, reste sous-cortical, touche la moitié antérieure du pied de F_2 et la partie adjacente de FA. Plus haut, il disparaît.

II. — RAMOLLISSEMENTS PRÉROLANDIQUES

OBSERVATION N° XV

Mme Ser..., 72 ans (thèse Maurice Lévy)..
a) Hémiparésie droite.
Aphasie de Broca.
Apraxie idéo-motrice modérée.
Apraxie idéatoire.
Double hémianopsie.
b) Hémisphère gauche : Extérieurement, foyer de ramollissement qui frappe un peu plus du tiers inférieur de PA, la moitié inférieure de FA et la partie toute postérieure de F_3. Dans l'ensemble, il s'agit là du ramollissement dû à l'oblitération des artères prérolandique et rolandique.

1re coupe : passant par le pied de F_3 ; F_3 est indemne, destruction du pied de F_2 pénétrant en coin dans la substance blanche du centre ovale, FA et une partie de PA sont également atteints.

A noter, de plus, l'existence d'un petit foyer de ramollissement occipital qui, à la coupe se montre tout à fait destructif pour les radiations optiques.

Hémisphère droit : Ramollissement isolé du pli courbe, montrant à la coupe la forme « en coin » typique, pénétrant jusqu'à l'épendyme qui est respecté, et détruisant les radiations optiques.

OBSERVATION N° XVI

(Thèse Maurice Lévy)

Mme Arr., 76 ans.
a) Hémiplégie droite à prédominance faciale. Intégrité presque totale du membre inférieur.
Aphasie de Broca à maximum anarthrique. Alexie..
Stigmates légers d'apraxie idéo-motrice.

b) Hémisphère gauche. Au niveau de la partie inférieure de FA, la méninge est adhérente, à un aspect lactescent qui fait supposer l'existence d'un ramollissement sous-jacent. Mais, une fois la méninge ôtée, celui-ci apparaît moins important qu'on ne le pensait : il existe un petit foyer en FA, dans la région operculaire, un autre à l'union de ses 2/5 inférieurs avec les 3/5 supérieur, un autre à l'union de F_2 avec FA. En outre, le pied de F_3 paraît un peu petit et ratatiné.

La première coupe passe par la région operculaire et montre une lésion cortico-sous-corticale de la région operculaire de FA et du pied de F_3.

La deuxième coupe passe par la partie haute de F_3 ; elle montre une lésion suos-corticale imposante, frappant la partie sous-jacente de F A et la partie adjacente de la partie haute de F_3. PA paraît presque indemne. Pas de lésion macroscopique du territoire postérieur.

Une troisième coupe prenant au-dessous du pied de F_3 montre une lésion beaucoup plus limitée qui unit F_2 à FA. Toujours rien dans le territoire postérieur.

Enfin une section basse passant par le lobe temporal ne montre pas de lésions macroscopiques évidentes.

Hémisphère droit : aucune lésion macroscopique.

Axe encéphalique et cervelet : macroscopiquement indemnes.

III. — Ramollissement du corps calleux

OBSERVATION N° XVII

(Thèse R. Baldy)

Mme Ducl..., 73 ans.

a) Hémiplégie droite à prédominance crurale.

Apraxie gauche à type idéo-moteur.

b) Examen du cerveau gauche : il montre ramollissement récent du territoire de la cérébrale antérieure gauche. On pratique une série de coupes vertico-frontales que l'on étudie d'avant en arrière.

Première coupe (pôle frontal). Le ramollissement commence dès le pôle frontal, n'atteignant cependant à ce niveau que le coin habituel ; mais touchant, dès ce moment les radiations calleuses de la moitié haute du genou.

Deuxième coupe (passant par le folliculus du noyau coudé). Même état, amollissement blanc, très classique des radiations calleuses.

Troisième coupe (globus pallidus). Même état ; mais le ramollissement est moins complet, d'aspect fibreux, l'atteinte du corps calleux est moins massive.

Quatrième coupe (couche optique). Même aspect fibreux et incomplet du ramollissement qui se limite à la partie interne du territoire (c'est-à-dire épargne de plus en plus la face interne de l'hémisphère).

Cinquième coupe (passant par la partie postérieure du pulvinar) : la lésion redevient plus marquée, notamment au niveau du corps calleux ; mais son territoire cérébral est toujours assez restreint.

Sixième coupe : la lésion se poursuit au niveau du précuneus, se limitant, à ce niveau, à la partie adjacente de l'extrémité supérieure du corps calleux.

Hémisphère droit : Sur l'hémisphère droit, la lésion calleuse apparaît très nettement.

Le reste du cerveau étudié sur des coupes vertico-frontales ne montre rien d'important à signaler.

OBSERVATION N° XVIII

(*Thèse R. Baldy*)

M. Vig..., 62 ans.

a) Hémiplégie gauche à prédominance crurale.

Apraxie idéo-motrice gauche.

b) Ramollissement du territoire de la cérébrale antérieure droite.

Examen du cerveau droit : Au niveau de la partie antérieure du territoire de la cérébrale antérieure les circonvolutions frontales paraissent affaissées.

Lésions très marquées du corps calleux qui est dégénéré et réduit à l'épaisseur d'une feuille de papier. La lésion frappe les 5/6e moyens du corps calleux et respecte la partie inférieure du genou (au niveau de sa partie haute, ramollissement) et le splénium. En examinant le cerveau au niveau de sa face interne, on aperçoit sur le plafond du ventricule latéral une zone transparente où ne subsiste plus que la paroi épendymaire et qui est dépressible au tact.

Coupe 1 : (lobule paracentral). Nécrose beaucoup plus étendue, passant sur les 3/4 antérieurs du cerveau, le pôle postérieur seul étant complètement respecté. Le ramollissement n'est excavant, toutefois, qu'à la face interne du lobule paracentral. Le reste de la lésion est mou et présente les caractères du ramollissement blanc.

Coupe 2 : (au-dessus du corps calleux), foyer de ramollissement parallèle au dernier et visible par la cavité ventriculaire ; il détruit la substance nerveuse jusqu'à l'épendyme du toit du ventricule latéral ; long de 3 travers de doigt, il est surtout sous-cortical. Le cortex est peu lésé. En dehors de ce foyer et parallèlement à lui, il en existe un autre qui s'étend plus en arrière et envoie un prolongement de la première circonvolution frontale, au niveau de la partie postérieure de son pied. Petits foyers accessoires, en arrière du précédent. L'ensemble, ainsi considéré, mesure 4 travers de doigt.

Coupe 3 (de Fleisig). Petit ramollissement cunéiforme au niveau de la capsule interne antérieure. Cette lésion ne dépend pas du foyer principal.

OBSERVATION N° XIX

Mme Man. Luc..., 59 *ans* (thèse R. Baldy).

a) Hémiplégie droite à grosse prédominance crurale.

Apraxie bilatérale prédominant à gauche.

Phénomènes pseudo-bulbaires avec rire spasmodique très marqué. Ictus terminal à symptomatologie jacksonienne.

b) Ramollissement du territoire de la cérébrale antérieure. Ramollissement sylvien terminal.

Hémisphère gauche :

1re coupe (à 3 cm. du pôle frontal). Rien.

2e coupe : la partie profonde de la 1re circonvolution frontale est un peu plus molle que normalement, mais il n'y a pas de lésion macroscopique.

3e coupe : (passant par la capsule interne antérieure). On voit une lésion sous-corticale siégeant à la partie profonde de la circonvolution limbique et intéressant à ce niveau les radiations calleuses.

4e et 5e coupes : Cette lésion s'accentue sur les coupes suivantes et atteint son maximum au niveau du lobule paracentral. Il existe un véritable effondrement des radiations calleuses. Par contre, l'atteinte de la substance blanche est remarquablement discrète.

Sur ces coupes, on note en outre : une dilatation ventriculaire marquée, un léger état lacunaire du putamen.

6e coupe (distante de 3 cm. 5 du pôle occipital). On voit apparaître un foyer de ramollissement cortico-sous-cortical dans le territoire de la sylvienne, détruisant le cortex et la substance blanche au niveau de la partie postérieure de P_1 et P_2, respectant dans une certaine mesure la partie postérieure de T_1. Rien au niveau du cuneus et de la face inférieure du cerveau.

Hémisphère droit : Un certain degré de distension ventriculaire ; petites lacunes au niveau du putamen.

Pour ces 3 dernières observations, voir schémas anatomiques aux observations correspondantes, en fin d'ouvrage.

— **III** —

Nous avons réuni nos observations anatomiques en 3 groupes : lésions pariétales, lésions prérolandiques, lésions du corps calleux ; nous allons en donner un résumé en resserrant la classification en sous-groupes.

I. Lésions pariétales et temporo-pariétales

A) *Lésions pariétales gauches.*

Observ. N° 2.

α) PA, P_2 assez profondément, un peu FA (versant postérieur).
β) Apraxie idéo-motrice bilatérale.

Observ. N° 3 :

α) Région de Wernicke, pli courbe.
β) Apraxie idéo-motrice bilatérale.

Observ. N° 4 :

α) Un peu FA (partie postérieure), PA, tout le lobe pariétal jusqu'au pli courbe.
β) Apraxie idéo-motrice bilatérale.

Observ. N° 7 :

α) PA (versant postérieur) ; dans la profondeur, gyrus supramarginalis.
β) Apraxie idéo-motrice bilatérale (légère séquelles ?).

B) *Lésions temporo-pariétales gauches.*

Observ. N° 1 :

α) P_2 (partie postérieure), pli courbe, T_1 partie postérieure attenante.
β) Apraxie idéo-motrice et idéatoire.

Observ. N° 6 :

α) Gyrus supramarginalis, T_1 ; en profondeur le tiers post. du CC.
β) Apraxie idéo-motrice et idéatoire (légère séquelle ?).

C) *Lésions temporo-pariétales bilatérales.*

Observ. N° 12 :

α) Atrophie temporo-pariétale avec participation occipitale.

β) Apraxie idéo-motrice. Apraxie idéatoire ; gros déficit psychique.

Observ. N° 13 :

α) Atrophie de toute la région pariétale et de T_1.
β) Apraxie idéo-motrice, apraxie idéatoire, agnosie visuelle et auditive, désorientation ; méningite syphilitique chronique.

Observ. N° 5 :

α) Ramollissement fibreux du lobe pariétal et de T_1.
β) Apraxie idéatoire et idéo-motrice.

Observ. N° 8 :

α) Ramollissement de tout le centre ovale à gauche et de la profondeur du pli courbe à droite.
β) Apraxie idéatoire, troubles légers d'apraxie idéo-motrice.

D) *Lésions du cerveau droit.*

Obs. N° 9 :

α) Ramollissement de : (zone de Wernicke) gyrus supramarginalis, pli courbe. T_1-T_2 en majeure partie.
β) Légère apraxie idéo-motrice bilatérale.

Observ. N° 10 :

α) F_2-F_3. 2/3 inf. de FA. 1/2 inf. le PA. La portion la plus avancée du gyrus, l'insula.
β) Apraxie idéo-motrice légère à gauche.

Observ. N° 11 :

α) Ramollissement du gyrus supramarginalis, 1/2 inf. de PA, 1/2 inf. du pli courbe, 1/2 post. de T_1 et T_2.
β) Apraxie idéo-motrice bilatérale. Apraxie idéatoire (sans aphasie).

E) Enfin, nous rappelons l'observation (14) ; elle signale un ramollissement qui lèse la partie moyenne de T_1, jusqu'à l'épendyme, se poursuit, sous-corticalement dans la partie antérieure de P_2 et pousse une pointe dans la profondeur du centre ovale postérieur ; l'examen clinique n'a mis en évidence aucune apraxie.

II. Lésions prérolandiques gauches

A) Coexistence de lésions du cerveau droit.

Observ. N° 15 :

α) A gauche : 1/2 inférieure de PA et de FA, partie postérieure de F_3.

A droite : ramollissement isolé du pli courbe.

β) Apraxie idéo-motrice modérée, apraxie idéatoire.

B) Lésion unilatérale gauche.

Observ. N° 16 :

α) 1/2 inférieure de FA, partie post. de F_3.

β) Stigmates légers d'apraxie idéo-motrice.

III. Lésions calloso-frontales

Observ. N° 17 :

α) Cerveau gauche.

β) Apraxie idéo-motrice gauche.

Observ. N° 18 :

α) Cerveau droit.

β) Apraxie idéo-motrice gauche.

Observ. N° 19 :

α) Cerveau gauche.

β) Apraxie bilatérale à prédominance gauche.

Synthèse anatomo-clinique

I) LES LÉSIONS PARIÉTALES.

I. *La zone pariétale gauche.*

a) Elle semble jouer un rôle prédominant dans la fonction eupraxique ; dans 4 cas de lésions que nous rapportons, l'apraxie était bilatérale sans que nous ayons pu noter une différence marquée entre le côté droit et le gauche ; mais nos malades étaient des vieillards, en général très rustres, dont l'examen est toujours difficile à conduire.

b) Dans 2 cas publiés par Ch. Foix (Revue Neurol. 1916), des lésions gauches donnaient une apraxie unilatérale droite. Voici le résumé clinique et anatomique.

1) Observation 4 de la publication). Femme aveugle par atrophie optique ayant présenté, auparavant un ictus qui détermina une hémiparésie droite transitoire et des phénomènes aphasiques ; troubles sensitifs à droite, séquelles d'aphasie.

Apraxie : unilatérale droite, très marquée.

Autopsie : Cerveau droit : macroscopiquement intact.

Cerveau gauche : ramollissement cortical et sous-cortical frappant sur le cortex la partie postérieure de P_1 et P_2 et gagnant jusquau bord supérieur du lobe occipital. La lésion n'atteint pas, tant s'en faut, le bord supérieur de l'hémisphère.

Coupe verticale : Le ramollissement frappe les fibres de projection de P_1 et du gyrus supramarginalis, surtout ce dernier ; il s'étend en avant sous PA et s'arrête là.

2) Observation 5 de la publication). Hémiplégie droite modérée, n'empêchant pas les mouvements, aphasie.

Apraxie : énorme ; mouvements amorphes seulement à droite, phénomènes pseudo-bulbaires surajoutés ; gros déficit intellectuel.

Autopsie : cerveau droit : petite lacune du noyau lenticulaire ; une lacune du thalamus.

Cerveau gauche : lésion corticale du gyrus supramarginalis s'étendant sous le cortex vers P_1 et P_2, kyste du noyau lenticulaire ayant lésé la capsule et une partie du thalamus.

A ces deux observations anatomo-cliniques, l'auteur adjoignait une observation simplement clinique rapportant le même fait d'unilatéralité mais inverse : hémiplégie droite, légère hypoesthésie droite ; pas d'apraxie à droite ; à gauche : hémihypoesthésie portant surtout sur la sensibilité tactile, la notion de position, sens stéréognosique ; apraxie (observation n° 1).

Ces anomalies comparativement à d'autres faits observés de lésion gauche avec apraxie idéo-motrice bilatérale à prédominance droite (observation 2 et 3 de la même publication), amenaient l'auteur aux conclusions que voici : « Nous pensons que la lésion du cerveau gauche, quand elle est isolée peut déterminer une apraxie bilatérale mais que celle-ci prédomine à droite et peut manquer à gauche. Quand l'apraxie prédomine à gauche, c'est qu'il existe, en outre, soit une lésion du corps calleux ; soit, et c'est peut-être le cas le plus fréquent, une lésion associée du cerveau droit. Ceci explique comment nombre d'hémiplégiques droits dont plusieurs, certainement, présentent une lésion qui eût déterminé l'apraxie droite s'il n'y avait pas eu, en même temps, l'hémiplégie.

Plus tard, notre maître est revenu sur son opinion, il ne lui parut plus nécessaire que chacun des hémisphères fut lésé en cas d'apraxie bilatérale.

Pour ne nous en tenir qu'aux observations suivies d'autopsies, il n'en reste pas moins qu'une lésion du cerveau gauche peut ne donner qu'une apraxie droite ; comme si l'eupraxie des membres gauche ne relevait que du cerveau droit.

2) *La zone pariétale droite.*

Nous voyons (obs. 14) une lésion unilatérale droite donner une apraxie bilatérale (obs. 9 et 11).

Nous voyons en outre une lésion fronto pariétale droite, (observ. n° 10) donner une apraxie unilatérale gauche.

Ces faits marquent bien que si habituellement le jeu eupraxique est dominé par le cerveau gauche, sa suprématie n'est pas absolue et que, chez certains sujets, d'emblée, se peut observer l'indépendance des 2 cerveaux.

3) *Les lésions bilatérales.*

Dans trois cas d'atrophie cortico-sous-corticale étendue : lobe temporal, pariétal et dans un cas (n° 12) participation occipitale, nous avons relevé des manifestations complexes. Aux apraxies s'ajoutaient des troubles psychiques : amnésie, agnosies ; l'ensemble évoluait par poussées (n° 13) dans un cas compliqué de méningite chronique syphilitique à prédominance pariétale ; ces aggravations rétrocédaient partiellement ensuite.

II. Les lésions temporales

Des 6 observations mentionnant l'apraxie idéatoire, 2 comportent des lésions de T_1 à gauche (n°ˢ 1 et 6), 3 des lésions bilatérales de la zone temporale (n°ˢ 12 et 13), 1 le ramollissement de tout le centre ovale à gauche et de la profondeur du pli courbe à droite (n° 8).

De plus, une de nos observations ayant trait aux lésions prérolandiques (n° 15) mentionne outre l'apraxie idéo-motrice relevée dans une seconde observation identique (n° 16) une apraxie idéatoire qui n'y figure pas ; or, dans ce cas d'apraxie mixte la lésion frontale gauche était accompagnée du ramollissement isolé du pli courbe droit. Ce dernier est-il en cause dans cette apraxie idéatoire? Le cas est singulier, les lésions de cette région à droite n'en donnent ordinairement pas.

De ces derniers cas ressort la conclusion que surtout l'atteinte de la région temporale (partie postérieure de T_1 particulièrement) et à un moindre degré, la destruction du pli courbe à gauche font apparaître l'apraxie idéatoire.

III. LES LÉSIONS PRÉROLANDIQUES

Les deux observations (n°° 15 et 16) empruntées à la thèse de Maurice Lévy démontrent qu'en dehors de toute atteinte du lobe pariétal, il peut y avoir apraxie idéo-motrice accompagnée d'ailleurs d'aphasie de Broca à maximum anarthrique.

Nous avons souligné, plus haut, le rôle primordial que Wilson reconnaît au lobe frontal dans la fonction eupraxique. Avant lui divers auteurs avaient rapporté des cas semblant plaider en faveur de cette opinion ; depuis, des cas nouveaux ont été publiés, les principaux d'entre eux ont subi la critique de Charles Foix que nous exposons ci-après : (*Revue Neurol.*, 3 février 1916). « Certains faits en faveur de cette opinion n'ont pas la valeur qu'on leur attribue.

a) Tel le cas de Van Pleuten où il s'agissait d'une volumineuse tumeur ayant détruit le lobe frontal gauche et les 3/4 antérieurs du corps calleux. Sans parler de la lésion calleuse très importante à considérer quand il s'agit d'apraxie unilatérale gauche, il est bien évident qu'une lésion aussi considérable ne peut guère, surtout quand il s'agit de tumeur, entrer en ligne de compte.

b) De même du cas princeps de Hartmann où l'existence d'une hémianopsie et de surdité verbale démontrent l'atteinte au moins fonctionnelle du cerveau postérieur.

c) Plus impressionnants sont les cas de Liepmann, de Goldstein desquels il faut rapprocher un cas récent de Wilson ainsi que le cas avec autopsie de Claude et Mlle Loyez.

Tous ces cas sont superposables et la lésion dans les 2 premiers était une oblitération de la cérébrale antérieure déterminant un ramollissement du territoire de cette artère jusqu'au lobule paracentral inclus avec nécrose de la partie adjacente du corps calleux, c'est-à-dire de ses 3/4 antérieurs.

Cette lésion manquait dans le cas de Claude et Mlle Loyez, mais il y avait ici, outre l'atteinte de la région frontale interne, une atteinte diffuse du cerveau, frappant plus spécialement les centres pariétaux gauches, si bien que ce cas est d'une interprétation difficile, les radiations calleuses étaient également altérées.

Il semble qu'il faille faire jouer à l'altération du corps calleux un rôle très important dans les observations de Liepmann et Maas et de Goldstein ; mais, il est en outre permis de faire remarquer que ces lésions de la cérébrale antérieure s'étendent presque toujours sur le versant externe de la région pariétale, sectionnant à tout le moins une bonne part de leurs fibres de projection et que, par conséquent, il est probable que dans ces cas, il y avait une altération concomitante du lobe pariétal. »

IV. Lésions calloso-frontales

Dans nos trois cas le ramollissement du territoire de la cérébrale antérieure (2 fois gauche, 1 fois droite) a causé l'apraxie. Celle-ci a été 2 fois unilatérale gauche (1 fois lésion droite, l'autre fois lésion gauche) 1 fois bilatérale à prédominance gauche (lésion gauche).

Conclusions

a) De cet exposé il ressort que la région temporo-pli courbe gauche sans qu'il soit possible de préciser davantage commande l'eupraxie idéatoire ; nous dirions la gnosie d'utilisation.

b) En ce qui concerne l'apraxie idéo-motrice, il ne semble pas que le seul hémisphère gauche soit doté d'une région eupraxique, le cerveau droit paraît comprendre une région analogue, mais normalement peu active et subissant la suprématie du cerveau gauche.

La délimitation précise de la zone de l'apraxie idéo-motrice ne nous paraît pas possible ; de façon à peu près constante l'apraxie apparaît en cas de lésion s'échelonnant du pli courbe à PA (au cours des syndromes pariéto-pli courbe et du sillon inter pariétal), mais les observations concernant la région prérolandique autoriseraient à dépasser largement ce territoire ; soit que, si le territoire de l'eupraxie est un, il aille, par dégradation des régions pariéto-pli courbe aux confins de la circonvolution de Rolando et du lobe préfrontal dans sa partie basse ; soit qu'il y ait des territoires séparés et ce dernier de moindre importance. Nous rappelons que dans un cas de lésions assez importantes de T_1 (partie moyenne) et du lobe pariétal (lésion sous-corticale de la partie antérieure de P_2 avec ramollissement s'enfonçant en pointe dans le centre ovale postérieur), nous ne voyons pas trace d'apraxie ; il y a cependant de gros troubles aphasiques touchant en particulier le vocabulaire (la malade a été vue six mois après l'ictus).

c) Malgré que le ramollissement du corps calleux s'accompagne toujours de lésions frontales, il ne semble pas que le rôle du corps calleux puisse être mis en discussion ; nous essayerons de voir ultérieurement de quelle manière il intervient. Mais à son sujet, nos observations remettent en question le rôle individuel des 2 cerveaux, car deux observations de lésions (gauches) identiques comportant l'une une apraxie unilatérale gauche, l'autre une apraxie prédominant à gauche, mais bi-latérale.

d) La fixité marquée des territoires vasculaires explique, en cas de ramollissement, la rencontre de syndromes assez

fixes que nous avons analysés ou le chapitre des « formes
cliniques de l'apraxie idéo-motrice » du sous-titre
d'après les associations morbides » ; nous joignons à ce chapitre 3 planches schématisant l'anatomie vasculaire de
l'écorce.

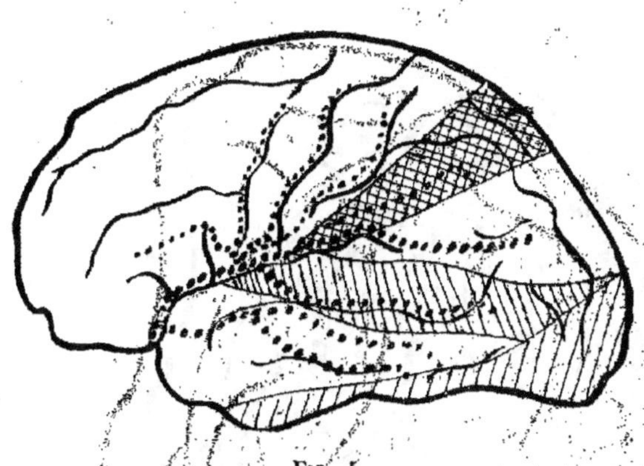

Fig. 5.

Territoire postérieur de l'artère sylvienne irrigué par l'artère du pli courbe et les artères pariétale et temporale postérieures.

(Thèse Maurice Lévy.)

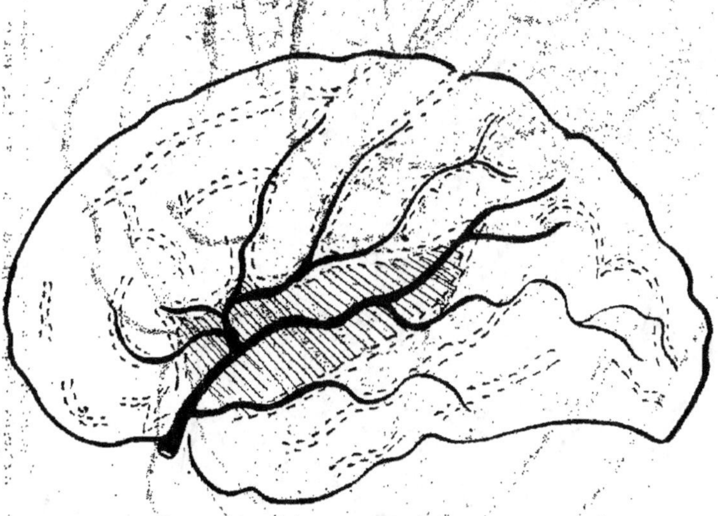

Fig. 6.

Représentation schématique du trajet les branches corticales dans les sillons de la face externe du cerveau.

(Thèse Maurice Lévy).

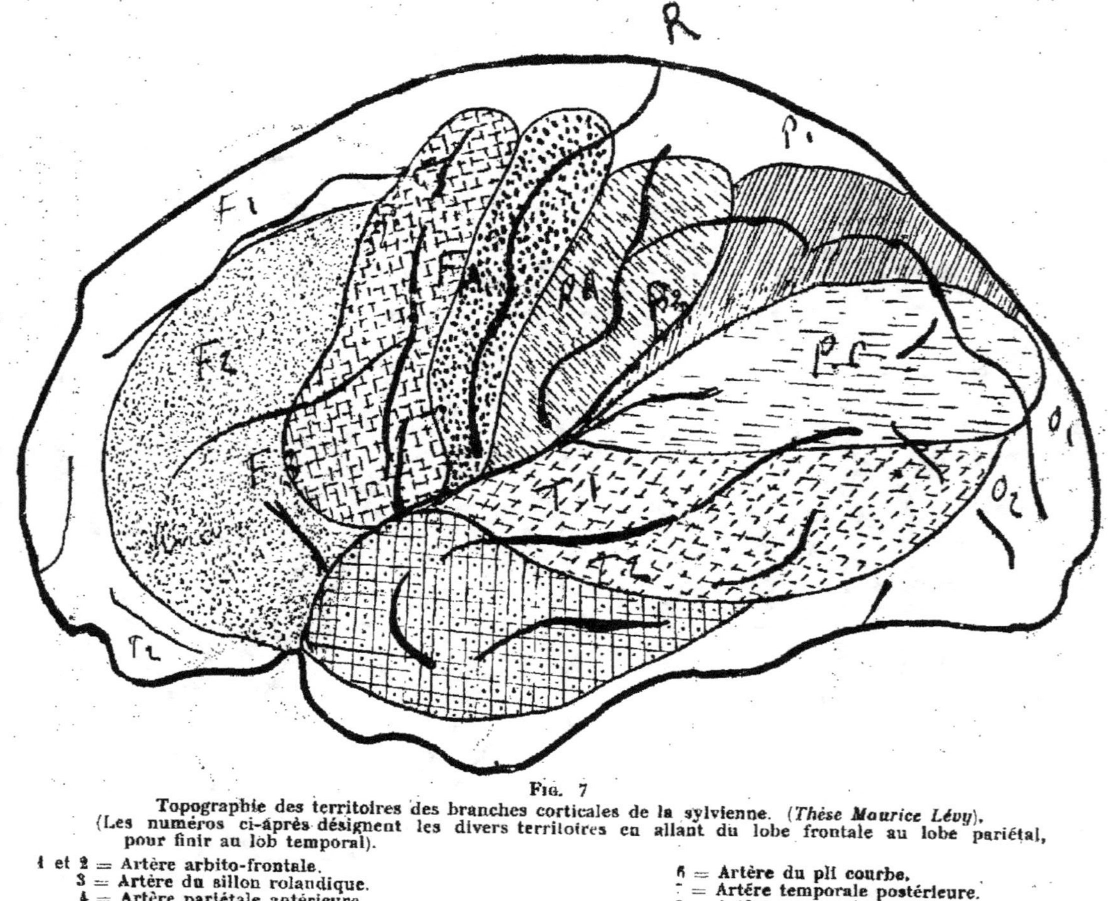

Fig. 7

Topographie des territoires des branches corticales de la sylvienne. (*Thèse Maurice Lévy*).
(Les numéros ci-après désignent les divers territoires en allant du lobe frontale au lobe pariétal, pour finir au lob temporal).

1 et 2 = Artère arbito-frontale.
3 = Artère du sillon rolandique.
4 = Artère pariétale antérieure.
5 = Artère pariétale postérieure.

6 = Artère du pli courbe.
7 = Artère temporale postérieure.
8 = Artère temporale antérieure.

Les modes évolutifs de l'apraxie

Essai d'explication physiologique

On est frappé, en suivant de nombreux malades, des modes évolutifs très variables de l'apraxie ; de fait, on observe des troubles apraxiques dont la durée ne dépasse pas quelques jours, d'autres quelques mois, d'autres enfin sont définitifs. La fugacité a été considérée comme un des caractères dominants de l'affection ; il ne nous paraît pas qu'il doive être si nettement marqué ; les autres atteintes fonctionnelles : aphasie, anarthrie sont sujettes aux mêmes variations ; toutefois l'on doit reconnaître que les apraxies qui se séparent le font plus vite et surtout beaucoup plus complètement que les aphasies en général.

Les raisons des variantes observées ont sollicité l'observation et la réflexion des auteurs. Brun est arrivé à une classification des plus nettes ; la fugacité, la chronicité, sont fonction de l'état anatomique du cerveau ; nous retrouvons l'idée centrale de toute son argumentation psycho-physiologique : un cerveau jeune, lésé par un traumatisme, exempt au préalable de dégénérescence, guérit toujours, si grave que soit le déficit eupraxique ; une apraxie qui se fixe, d'ordinaire après s'être améliorée, doit sa chronicité aux lésions cérébrales multiples organisées avant la survenue de la lésion en foyer ; quant aux apraxies qui s'intensifient progressivement, il faut les mettre sur le compte de lésions elles-mêmes en progrès, avant tout, les tumeurs.

Nous rapportons quelques cas de guérison clinique chez des malades actuellement vivants. Nous groupons ensuite des cas anatomo-cliniques ; dans ceux-ci, certains malades ont eu une apraxie vue à son maximum et suivie dans sa réparation ; chez les autres ont été relevées des bizarreries, des incorrections légères du geste interprétées comme séquelles d'apraxie bien que les malades n'aient pas été vus au moment même de l'apraxie ; l'interprétation a été basée sur les analogies avec les apraxies au déclin et suivies pendant leur évolution.

1ᵉʳ groupe : a) Malade de 64 ans ayant présenté après ictus sans perte de connaissance : une aphasie de Broca, une apraxie idéo-motrice bilatérale, une apraxie idéatoire, la réparation de tous les déficits s'est faite parallèlement et progressivement en 6-8 mois environ.

b) Malade de 86 ans : apraxie idéo-motrice bilatérale, hémihypoesthésie droite, pas d'aphasie ; au début, tendance à l'apraxie idéatoire (hésitation, quelques erreurs avant d'allumer correctement la bougie) la réparation s'est faite en 8 mois environ.

c) Malade de 64 ans qui, après un ictus grave, resta plusieurs semaines aphasique et apraxique, répara rapidement ses troubles, mais, ultérieurement, les ictus se répétèrent faisant réapparaître l'aphasie et l'apraxie qui durèrent chaque fois de moins en moins. A l'heure actuelle, les ictus très espacés ne mettent plus à jour ni aphasie ni apraxie.

2ᵉ groupe :
Observ. n° 6. Malade de 64 ans.
Hémiparésie droite.
Aphasie de Wernicke.
Séquelles d'apraxie idéo-motrice.
Séquelles d'apraxie idéatoire (Lésions pariéto-temporales gauches).

Observ. n° 8. Malade de 70 ans.
Grosse hémiplégie droite. Hémianesthésie droite.
Aphasie de Broca.
Séquelle d'apraxie idéo-motrice.
Apraxie idéatoire (Lésion du centre ovale gauche et du pli courbe droit).

Obs. n° 7. Malade de 72 ans :
Hémiplégie droite avec troubles de la sensibilité profonde.
Légers reliquats d'aphasie.
Reliquats d'apraxie idéo-motrice (Lésion du lobe pariétal gauche, territoire de l'artère du sillon interpariétal).

Observ. n° 9. Malade de 83 ans :
Apraxie idéo-motrice bilatérale réparée en 3 mois (Lésion pariéto-pli courbe droite).

De ces observations il ressort que l'âge, jeunesse ou vieillesse ne sont pas une condition essentielle à la réparation du trouble fonctionnel ou à sa persistance.

On n'observe que rarement une réparation parallèle de l'aphasie et de l'apraxie ; nos observations ne nous permettent guère de distinguer quant à l'évolution entre apraxie idéo-motrice et idéatoire.

Essai d'explication physiologique

Il faut distinguer entre la fonction du langage
idéatoire et l'apraxie idéo-motrice. Le langage met en jeu
un système neuro-musculaire qui, s'il conserve anatomi-
quement la disposition symétrique des membres (à quelques
muscles près), est confondu, fonctionnellement en un seul
et même organisme ; le jeu lingual est global ; il n'y a pas,
fonctionnellement, de dissociation possible entre l'hémi-
langue droite et la gauche.

Il est certain qu'élémentairement il existe, même pour la
face, une indépendance motrice entière ; l'épilepsie bravais-
jacksonienne le démontre ; mais nous serions disposé à croire que, lorsque la fonction s'exerce, l'un des centres moteurs
devient prédominant et que sous sa seule direction s'élabore
le schéma à exécuter, l'harmonie motrice bilatérale est régie par un seul commandement.

La gnosie d'utilisation (eupraxie idéatoire) est une fonction strictement spéculative ; le geste n'en est pas dépendant ; il ne fait que l'extérioriser ; que son siège fonctionnel soit unilatéral, la logique le voudrait et l'anatomie le
confirmerait.

Mais il en va différemment pour l'apraxie idéo-motrice ;
le jeu de chaque membre droit ou gauche peut être isolé,
personnel distinct de celui du membre symétrique. S'ils
agissent synergiquement il convient que selon le besoin ces
synergies puissent être disparates et par conséquent indépendantes ou bien harmonisées, fusionnées en un seul geste. De là la nécessité de zones d'élaboration et d'actions sé-

parées capables de fonctionner séparément ou de ne faire qu'un, l'un des hémisphères se faisant le subordonné de l'autre.

Du fait de la suprématie du côté droit dans l'action, c'est le cerveau gauche qui normalement est le régulateur ; en cas de lésions quelles sont les suites possibles.

a) *Apraxie bilatérale ;* sa destinée est variable.

Parfois elle se répare, réparation plus ou moins rapide. Dans ce cas, nous croyons que le centre jusque là subordonné devient centre régulateur avec possibilité même de suppléance pour le centre détruit. S'il y a, un temps, suppression de la fonction c'est par suite d'inhibition. Le lien fonctionnel étroit entre les deux hémisphères explique qu'une lésion importante entraine dans l'activité fonctionnelle du cerveau symétrique une perturbation grave. Ces phénomènes d'inhibition ne sont pas rares en neurologie ; nous voyons fréquemment, à la suite d'ictus, des hémiplégies d'apparence grave se réparer en un, deux mois ; la réparation s'explique par l'absence de lésions ou des lésions minimes ; les phénomènes actuels ne résultent pas de destructions anatomiques, mais d'arrêts fonctionnels passagers laissant organiquement intacts des centres ou des systèmes qui peu à peu, à la manière de convalescents ou de choqués par traumatismes récupéreront leur activité. Le choc, ici, pouvant être le trouble circulatoire dû à un spasme vasculaire rapidement levé.

b) *Apraxies unilatérales.*

1) Les uns intéressent le côté opposé à la lésion ; la théorie de l'existence de centres fonctionnels droits et gauches rend compte de ce mode d'unilatéralité. Le choc ici ne crée pas l'inhibition du centre non lésé ou, tout au moins, l'inhibition a été assez brève pour que l'examen du malade plus ou moins tardif ne l'ait pas décelé.

2) Nous rappelons le cas d'apraxie humolatérale rapporté par Ch. Foix (*Revue Neurol.*, 1916, obs. n° 1) ; il y avait

hémiplégie droite avec troubles sensitifs légers de ce côté, phénomènes aphasiques, sans hémianopsie. De plus, apraxie gauche avec hémihypoesthésie portant surtout sur la sensibilité tactile, la notion de position, la stéréognosie.

L'hémihypoesthésie gauche prend, dans ce cas, une grande valeur, associée à l'apraxie de ce côté elle fait penser, outre la lésion du cerveau gauche, donnant l'hémiplégie droite à une lésion du cerveau droit l'expliquant ; la clinique permettrait de rattacher la lésion au territoire de l'artère du sillon interpariétal.

Les faits ainsi interprétés viennent appuyer la thèse des centres symétriques et autonomes.

c) Quant aux lésions du corps calleux, nous les avons vu donner tantôt l'apraxie unilatérale gauche, tantôt l'apraxie bilatérale à prédominance gauche ; nous croyons, comme la plupart des auteurs, et en particulier Lévy-Valensi (Le corps calleux, thèse Paris 1910) que le corps calleux « réalise l'harmonie de la pensée et des actes ; il représente un progrès dans l'évolution des espèces et apparaît comme une conséquence de la simplification, de l'unification du travail intellectuel ». Les lésions de cet organe commis à l'accord de l'activité gestuelle bilatérale crée dans cet accord des perturbations importantes ; nous croyons que 'a bi ou l'unilatéralité de l'apraxie s'explique par l'inhibition des deux hémisphères ou d'un seul ; mais, en raison de la domination du gauche sur le droit, il est normal que le trouble prédomine à gauche.

Mais il est des faits plus frappants encore, peut-être plus objectifs, et qui, par analogie, éclairent, nous semble-t-il, la thèse précédemment exposée. Nous avons observé, plaidant dans ce sens, deux cas d'écriture gauche en miroir ; les conditions étaient les suivantes (l'un des cas a déjà été mentionné pour l'anarthrie) :

1er cas : Survenue subite sans ictus d'anarthrie, d'alexie, d'agraphie, sans surdité verbale. Début de récupération de la parole, de la lecture vers le 3ᵉ mois, par la suite progrès rapides, récupération complète actuellement à part quelques troubles de la lecture, et l'agraphie.

Main droite : écriture spontanée nulle ou à peu près ; écriture copiée excellente.

Main gauche : écriture spontanée à copier en miroir.

2ᵉ cas : Ictus avec anarthrie et alexie qui n'ont duré que quelques heures ; persistance de troubles de l'écriture.

Main droite : écriture spontanée et copiée : bonne.

Main gauche : écriture spontanée et copiée en miroir.

Cette malade écrit de la main gauche dont elle ne s'est jamais servi pour écrire auparavant, aussi vite que de la main droite, mais en miroir ; elle ne peut d'ailleurs pas se relire.

Bien que dans l'un ni l'autre cas nous n'ayons d'hémiplégie ou autre trouble nous permettant de situer la lésion causale dans l'un ou l'autre hémisphère, nous pensons à une lésion gauche et probablement frontale.

Que se passe-t-il ? Le fait que nous écrivions de gauche à droite des deux mains, et que nous formions les lettres de même manière, résulte d'un artifice ; autrement dit, le graphisme gauche, de même modèle que le droit, est un graphisme artificiel ; naturellement, les deux membres supérieurs jouent symétriquement et en sens inverse, par rapport à l'axe médian du corps ; l'écriture étant dévolue chez les droitiers à la main droite, lorsque la main gauche écrit, le centre directeur gauche lui imprime des mouvements de même forme, de même sens que ceux qu'il commande à la main droite directement sous sa dépendance.

Mais l'écriture est en partie gestuelle, il y a pour elle comme pour tous les gestes un centre d'action dans chacun des hémisphères, malgré que nous n'en ayons pas conscience, tandis que de la main droite nous apprenons à écrire, la même aptitude se crée pour la main gauche. Seulement, selon son type, inversé par rapport au type droit, en miroir.

Pour une raison quelconque, le centre directeur gauche vient-il à perdre la surveillance du centre droit, celui-ci entre en jeu selon son type, dictant une écriture à l'inverse du type normal, et nous apercevons alors, chacun des centres jouant pour son compte, la preuve d'une activité gestuelle graphique propre à chacun des membres supérieurs.

Observations anatomo-cliniques

OBSERVATION N° 1

(Thèse Maurice Lévy)

Aphasie de Wernicke avec apraxie idéatoire. — Apraxie idéo-motrice bilatérale. — Hémianopsie double. — Ramollissement pariéto-temporo-pli courbe du cerveau gauche. — Sclérose disséminée du cerveau droit.

Mme No...

La malade présente à son entrée à l'infirmerie : une impossibilité de la marche ; des troubles aphasiques avec apraxie idéatoire ; une apraxie idéo-motrice bilatérale ; une double hémianopsie ; enfin, accessoirement au point de vue qui nous intéresse, des mouvements involontaires au niveau du voile du palais et des membres inférieurs gauches.

Son fils raconte qu'elle aurait eu « une attaque d'amnésie » en 1913. Depuis, plusieurs petites attaques successives, la dernière en décembre 1923, à la suite de laquelle elle ne peut plus marcher.

1° Les troubles moteurs et sensitifs.

La force segmentaire est très diminuée aux deux membres inférieurs, également aux membres supérieurs, surtout à gauche.

Les réflexes tendineux sont plutôt forts aux membres inférieurs, normaux aux membres supérieurs.

Réflexe cutané plantaire se fait en flexion nette à droite, indécis à gauche et difficile à apprécier parce que sa recherche axagère les mouvements involontaires.

Il existe bilatéralement du clonus du pied.

Il existe un certain degré d'incoordination, surtout marquée au membre inférieur gauche et également plus prononcée au membre supérieur gauche qu'au droit.

Les mouvements volontaires gênent d'ailleurs l'appréciation de l'incoordination.

La face n'est pas touchée, le peaucier se contracte des deux côtés.

La sensibilité paraît normale.

2° Troubles de la parole.

Il existe une aphasie de Wernicke modérée : dans la dénomination des objets, la fréquence des erreurs est variable avec les examens successifs, mais ne laisse pas de doute sur le trouble du vocabulaire. Il existe de l'intoxication par le mot. Il n'y a pas de dysarthrie vraie, la voix est seulement faible, chuchotée ; les mots d'épreuve sont correctement répétés.

Les ordres simples et semi-complexes sont exécutés, cependant la malade se trompe parfois ; lorsqu'on lui dit de mettre le petit doigt de la main droite sur l'oreille gauche, elle porte le petit doigt de la main gauche sur l'oreille du même côté. Dans l'épreuve des trois papiers, elle plie les trois papiers et les remet.

La lecture n'est pas très mauvaise, mais la malade n'exécute pas les ordres qu'on lui donne par écrit. L'écriture paraît très touchée, l'existence de l'élément agraphique s'oppose nettement au faible degré de l'alexie.

L'apraxie idéatoire existe à un faible degré : la malade arrive à allumer la bougie après bien des hésitations.

3° L'apraxie idéo-motrice est très nette bilatéralement ; impossibilité d'exécuter un pied de nez, un geste de menace, le salut militaire.

4° L'hémianopsie est double, respectant le champ maculaire.

Réflexes photo-moteurs normaux.

Fond d'œil intact.

Il existe par intermittences un peu de nystagmus des deux globes oculaires, plus marqué au repos que dans le regard latéral.

5° Les mouvements involontaires :

Au membre inférieur gauche, à l'occasion des mouvements passifs ou des efforts, il apparaît des secousses du gros orteil. De temps en temps, les secousses se propagent à tout le membre inférieur et il se produit un mouvement de circumduction du pied gauche et de flexion de la jambe sur la cuisse.

Au niveau du voile du palais, il existe des mouvements involontaires un peu plus irréguliers que ceux qui ont été décrits dans le nystagmus du voile du palais.

Examen du cerveau. — Hémisphère gauche :

Ramollissement du territoire sylvien postérieur frappant extérieurement la partie postérieure de P_2, le pli courbe dans sa partie haute et la partie postérieure attenante de T_1.

L'artère sylvienne se montre dès son origine assez malade, mais il existe une lésion presque totalement oblitérante sur le tronc sylvien après l'origine commune des artères ascendantes, avant la naissance de l'artère temporale postérieure, de la pariétale postérieure et de l'artère du pli courbe.

Après section horizontale, on constate qu'une distension ventriculaire importante est venu prendre la place de la substance cérébrale détruite. A ce niveau la lésion est massive, sectionnant à peu près complètement les voies optiques. L'épendyme est presque au contact de la face externe du cerveau.

Hémisphère droit :

(Nous résumons les lésions décrites dans l'observation de MM. Foix et Chavany).

Pas de lésions visibles extérieurement.

Sur les coupes horizontales on voit apparaître une petite lésion du quart antérieur du noyau caudé.

Sur la coupe de Fleisig, il existe un gros état lacunaire du noyau lenticulaire.

Les radiations optiques de Gratiolet paraissent indemnes, mais l'examen microscopique des coupes du pôle occipital coloriées par la méthode de Weigert montre :

a) Une lésion linéaire transversale, cicatrice vraisemblable d'une hémorragie ancienne qui sectionne les radiations optiques dans leur segment externe et à laquelle vient s'ajouter une autre petite lésion visible sur certaines coupes seulement, mais qui détermine une dégénérescence bien visible.

b) Une pâleur de la substance blanche du lobe occipital due à une dégénérescence incomplète des radiations optiques.

OBSERVATION N° II

Mme Will..., 78 ans.

Hémiparésie droite avec paralysie faciale droite accentuée.

Hémianesthésie.

Apraxie idéo-motrice.

Troubles de la parole prédominant sur l'articulation des mots.

Hémiparésie droite datant de 2 mois ½. Subitement, la malade est devenue, avant hier, aphasique en même temps que sa parésie droite s'est accentuée au niveau du M. S.

N'a pas perdu connaissance, mais ne peut plus articuler un seul mot.

Troubles moteurs : Marche possible ; la malade marche très bien, peut-être balancement un peu diminué du M. S. D.

M. S. : Diminution de la force segmentaire à droite au niveau de la main. Elle reste normale dans la portion proximale du M. S.

Réflexes : diminués à droite.

M. I. —

Réflexes : très diminués à droite et à gauche.

Babinsky en extension à droite. Babinsky en flexion à gauche.

Pas d'automatisme médullaire.

Force segmentaire : paraît normale dans le segment proximal du membre, à peine diminuée dans segment distal.

Face : Séquelles de paralysie faciale.

Grosse déviation de la langue à droite.

Sensibilité :

Piqûre : anesthésie au niveau du M. S. droit, segment distal.

Tact : troubles de la même zone.

Therm. : la malade arrive à dire « chaud », « froid ». Quelques erreurs d'interprétation au niveau du M. S. droit.

Attitudes, stéréognosie : Impossibilité de les rechercher du fait de dysarthrie.

Yeux : pas d'hémianopsie.

Pas de paralysies oculaires.

Pupilles inégales, accommodation normale à la lumière.

Réflexe cornéen aboli des 2 côtés.

Apraxie : Salut militaire, pied de nez, doubles anneaux très mal exécutés.

Bougie : ne sait pas ouvrir la boîte, pousse des 2 côtés. Lorsque la boîte est ouverte sait allumer la bougie.

Aphasie :

Vocabulaire : nomme : pot, lit, chaise ; elle nomme un grand nombre d'objets.

La dysarthrie très marquée gêne l'examen, bien que depuis la veille une légère amélioration semble déjà s'être produite aussi bien dans la parole spontanée que répétée.

Ordres : simples : bien ; demi compliqués : mal ou non exécuté.

Mais il semble que les erreurs commises soient dues à l'apraxie.

Lecture : Quand on fixe son attention, la malade lit les phrases écrites et exécute l'ordre (ouvrez la bouche).

Lit très bien « Paris est une belle ville ».

Reconnaît toutes les lettres, tous les chiffres.

Ecriture : très altérée.

M. I. : Babinsky : tendance.

Pas de parésie.

Pas de marche hémiplégique.

M. S. : la parésie n'a pas changée.

Aphasie : petit doigt, pouce sur l'oreille, mal exécuté, sans doute à cause d'apraxie, le mot général étant correct.

Parole répétée : peut-être un peu d'intoxication par le mot difficile à juger à cause de dysarthrie.

Ecriture : On lui demande d'écrire Paris. On le lui montre 2 fois ; elle n'arrive à retrouver que A R.

25-5-26 : Force la M. S., semble moins diminuée qu'au dernier examen.

7-6-26 : Dénomination des objets ; semble plus touchée.

Epingle : j'attache.

Bougie : Je sais, mais je ne sais pas le dire ; si on le dit, elle le répète, mais avec une grosse dysarthrie.

Allumette : ne sait pas, le répète, id.

Clés : ne les nomme pas, dit « tiroir ». Quand on lui dit que ce sont des clés « on se sert des clés pour ouvrir un tiroir ».

Parole répétée : Artilleur, d'artillerie, parole répétée assez bonne, mais la dysarthrie est toujours grande dans les tests comme dans la dénomination des objets.

Hémianesthésie : nette toujours.

Hémianopsie :

Apraxie : salut militaire : main sur le cou. Pied de nez : pouce sur la bouche. Double pied de nez : très mauvais.

Lecture : Ouvrez la bouche : pas lu, essaye d'épeler, se trompe souvent.

Lettres isolées :

F = S.

S = W.

⌐ = G.

I = C.

A = je sais, mais je ne puis pas le dire.

Elle ne reconnaît pas les chiffres.

Lit encore moins les phrases simples et n'exécute pas les ordres écrits.

Ecriture : très difficile.

Cerveau gauche :

a) On constate tout d'abord que l'aggravation récente de l'état de la malade est due à un ramollissement relativement récent de la cérébrale post.-gauche, s'étendant au cuncus.

Cependant le splénium du corps calleux est indemne.

b) Lésion de la sylvienne, dont la palpation permet d'analyser le siège et qui paraît, somme toute, assez limitée.

Le foyer de ramollissement principal se trouve situé au point de vue cortical sur la moitié inférieure de PA, versant post. ; et la moitié antérieure de P_2.

À noter l'intégrité absolue du pied de FA.

1) Coupe passant : 1° par le pied de F_3; 2° par ext. inf. de PA.

a) Tout à fait en avant la trace de la toute petite lésion.

b) Intégrité du pied de F_3 et des noyaux gris centraux.

c) Atteinte des deux circonvol. insul. post. et de la partie post. de la région operculaire inférieure de FA.

L'opercule de PA est touché.

d) Lésion récente, type cérébrale post.

2) Coupe passant 3/4 de cm. au-dessus de la précédente.

La lésion frappe PA en totalité et en arrière d'elle les deux premières digit. de P_2. Elle va, à ce niveau, dans la profondeur, mais laisse indemne la région du pli courbe et, enfin, empiète très légèrement, de façon immédiatement corticale sur le versant post. de FA.

3) Coupe passant 3/4 de cm. au-dessus de la précédente.

La lésion, à ce niveau, frappe surtout PA et la déborde, en arrière, et aussi, en avant.

En arrière, sur P_2 de façon profonde et superficielle.

En avant, sur le sillon rolandique et la partie toute post. de FA.

C'est une lésion un peu irrégulière à prédilection souvent corticale, qui n'a pas l'aspect emporte-pièce habituel.

4) Quand on arrive plus haut, dans la partie supérieure du cerveau, on constate que la lésion s'étend à PA partie superficielle. P_2 (id.).

P_1 est sensiblement indemne. Par contre, il existe des lésions très nettes de FA, partie superficielle.

OBSERVATION N° III

(Thèse Maurice Lévy)

Aphasie de Wernicke modérée avec grosse apraxie idéo-motrice. — Hémianopsie droite homonyme. — Pas de troubles sensitifs. — Pas d'apraxie idéatoire. — Ramollissement pariéto-pli courbe.

M. Lem... 43 ans.

Premier examen en février 1926. — Le début des troubles à observer est difficile à préciser, mais semble remonter à 5 ou 6 ans, en 1919 ou 1920.

Le malade raconte que depuis cette date, dont il se souvient, car elle est à peu près celle d'un accident du travail ayant nécessité l'amputation de la jambe gauche, la parole est devenue telle qu'elle est actuellement.

Il n'a jamais été dans l'impossibilité complète de parler, il n'a jamais été paralysé, il n'a jamais perdu connaissance, il est formel sur ces points. Il faut noter cependant qu'il est sujet aux étourdissements. C'est d'ailleurs pour cela qu'il s'est présenté à la consultation de l'hospice d'Ivry.

I. L'hémiplégie est problématique.

1° Troubles moteurs : Aux membres inférieurs : la motilité volontaire, la force segmentaire, les réflexes sont normaux. Il n'y a pas de signe de Babinski.

Aux membres supérieurs : l'attitude n'est nullement celle de l'hémiplégique ; tous les mouvements sont possibles.

La face est peut-être légèrement déviée.

2° Sensibilité : Il n'existe pas de troubles de la sensibilité ni au tact ni à la douleur, ni à la chaleur, pas de troubles du sens stéréognostique, ni de la notion de position ; si le malade fait quelques erreurs à ce sujet, c'est seulement lorsqu'il est fatigué par un examen prolongé et même alors les réponses sont le plus souvent correctes.

3° Troubles cérébelleux : La coordination n'est pas troublée, il semble en être de même de la diadococinésie : les marionnettes sont mal exécutées à droite, mais le trouble paraît être dû à l'apraxie très évidente.

Nerfs craniens : Il n'y a pas de paralysie des nerfs craniens.

Les pupilles sont égales.

Les réflexes pupillaires sont normaux.

Rien à la langue ni au voile.

En somme, intégrité absolue de la face et du membre inférieur ; troubles parétiques et de la notion de position très douteux du membre supérieur droit.

Le côté gauche est normal.

II. L'apraxie idéo-motrice est évidente. Elle apparaît dans les tests les plus simples. Le malade est incapable de mettre la main sur la tête, de faire un pied de nez, le salut militaire, a fortiori d'exécuter des gestes plus compliqués, tels que le double anneau. Quand on lui a montré la façon d'exécuter ces gestes, il n'est pas plus adroit à les reproduire, tout au contraire, les troubles deviennent encore plus nets.

L'étude de l'écriture et du dessein mettent en lumière des troubles du même ordre, tant dans la manière que dans les résultats.

On voit ainsi, très nettement, la part considérable de l'apraxie dans l'agraphie qui est à peu près complète et hors de proportion avec les troubles aphasiques.

Il n'y a pas d'apraxie idéatoire : les tests classiques (allumer une bougie) sont correctement exécutés ; le malade n'a d'ailleurs pas le regard perdu et illuminé des apraxiques idéatoires.

III. L'aphasie est du type Wernicke ; mais elle est modérée.

1° Parole. L'articulation des mots est correcte dans la parole spontanée. Il apparaît bien une certaine dysarthrie aux mots d'épreuve, mais on se rend compte aisément qu'il s'agit d'un trouble conceptionnel dans lequel l'élément amnésique est prépondérant, et non d'un trouble anarthrique proprement dit.

2° La dénomination des objets est bonne : il y a fort peu d'oubli de vocabulaire, les réponses sont le plus souvent exactes, comme le montre l'interrogatoire suivant :

On lui montre successivement :

Un œuf : réponse un œuf.

Un verre : réponse, un verre.

Bol : réponse, un bol.

Tenailles : réponse, des tenesses, des tenailles quoi.

Fourchettes : réponse fourchettes.

Cuiller : réponse, cuiller.

Epingle : réponse, épingle.

Allumettes, bougie, cravate, bouton : les réponses sont exactes, mais le malade n'est pas sûr de lui.

Il n'y a pas d'intoxiction par le mot, ni paraphasie.

3° La compréhension de la parole est bonne : le malade comprend et exécute les ordres simples : « Ouvrez la bouche, tirez la langue, fermez les yeux ».

S'il se trompe quand on lui dit de mettre l'index droit sur le menton, sur l'oreille, c'est du fait de son apraxie, l'ordre, est, en effet, compris. Cependant, il est incapable de faire l'épreuve des trois papiers et se comporte dans ce cas tout à fait comme un aphasique.

4° La lecture au premier abord ne paraît pas troublée : le malade lit les phrases souvent longues qu'on lui propose, qu'elles soient manuscrites ou imprimées. Cependant, quand on insiste, on finit par mettre en évidence une *alexie* modérée mais certaine. (à noter que la vue est bonne) : les lettres isolées sont généralement reconnues, cependant le malade commet quelques erreurs : prend un P pour un V, un M pour un F. Dans la lecture des phrases d'abord assez correcte, le malade finit par se tromper, par déformer les mots ou les membres de phrase, et l'on voit apparaître de temps en temps un peu d'intoxication par le mot.

Les chiffres sont généralement reconnus, mais les erreurs ne sont pas rares. Le malade se trompe également dans la lecture de l'heure.

5° L'agraphie est complète.

6° La mémoire est diminuée : il a pu raconter son histoire, mais il est maçon et n'a pu expliquer la façon de faire du mortier. Le calcul mental est troublé, mais il est à noter que le malade a une instruction sommaire. On lui pose des questions simples :

2 et 2 = 4 après mûre réflexion.

4 + 4 ; 6 + 6 = résultats exacts immédiatement.

3 × 2 = 12 non 14.

Il ne sait pas faire de soustraction.

Les autres facultés intellectuelles paraissent peu touchées.

IV. L'hémianopsie est latérale homonyme droite. Fond d'œil normal. Réflexes pupillaires conservés.

L'examen des autres appareils révèle un souffle d'aortite sans signes périphériques d'insuffisance aortique, avec T. A. au Vaquez de 20-13. Le B.-W. est positif.

L'ensemble de ces troubles fait porter le diagnostic de lésions du lobe pariétal postérieur en raison de l'apraxie idéo-motrice prédominante.

Deuxième examen le 16 avril 1926. — 1. L'apraxie idéo-motrice est toujours très marquée : les gestes simples sont toujours difficiles à exécuter ; cependant le malade arrive à placer son pouce sur l'oreille, le doigt sur le nez. Il fait très mal le salut militaire ou un pied de nez.

L'écriture est impossible.

Il n'y a pas d'apraxie idéatoire : l'acte de faire une cigarette après quelques hésitations vite corrigées est vite exécuté. Il mange seul et correctement.

La parole spontanée est correcte, mais la dysarthrie apparaît aux mots d'épreuve. Le malade recherche fréquemment ses mots, révélant ainsi l'importance de l'élément amnésique.

La dénomination des objets est en général bonne. Les erreurs sont rares.

La compréhension de la parole est bonne, sauf pour les ordres compliqués, mais l'élément apraxique joue sans doute un grand rôle.

La lecture est très troublée : si le malade lit correctement une ligne, il reste incapable de lire la suivante. Il ne reconnaît même plus les lettres. « C'est trop fort pour moi », dit-il.

La mémoire est très diminuée, le calcul mental est aussi mauvais que précédemment.

On ne retrouve plus de signe d'hémiplégie qu'antérieurement.

Le malade est mort le 3 mai, d'une affection intercurrente.

Examen du cerveau (Personnel). Ramollissement de la région pariéto-pli courbe.

Les coupes du cerveau n'ont pas encore été pratiquées.

A) *Hémisphère gauche :*

Ramollissement de toute la zone de Wernicke avec atteinte de la branche horizontale et de la branche verticale du pli courbe ; enfin destruction de la moitié postérieure de T_1.

Coupes horizontales :

On vérifie que le ramollissement du pli courbe pénètre profondément dans le centre ovale, atteint l'épendyme coupant les radiations optiques.

En outre, ramollissement cortico-sous-cortical du pied de F_3.

B) *Hémisphère droit :*

Dans la région occipitale, ramollissement du lobe occipital portant sur la scissure calcarine et les radiations optiques.

OBSERVATION N° IV

(*Thèse Maurice Lévy*)

Hémiplégie droite avec aphasie. Ramollissement sylvien postérieur débordant en avant sur le territoire des artères des sillons interpariétal et rolandique.

Mme Fou..., 77 ans.

Antérieurement bien portante, la malade a été prise subitement, le 31 juillet 1926, de troubles de la parole et de phénomènes paralytiques du côté droit, sans perte de connaissance.

Au premier examen du 1er août, elle se présente sous l'aspect d'une monoplégie brachiale avec atteinte modérée du membre inférieur et plus modérée encore de la face qui est à peine asymétrique ; la langue est tirée droite. Le signe de Babinski est positif à droite.

Au point de vue de la parole, la difficulté de la parole est peu marquée, par contre, la compréhension des ordres est limitée aux plus simples et la dénomination des objets est mauvaise.

La malade semble, en outre, présenter une *apraxie très nette*, malgré que l'examen soit rendu difficile par suite des troubles de la compréhension.

La lecture paraît impossible.

La recherche de l'hémianopsie est également impossible, ainsi que celle des troubles sensitifs.

Le 2 août, la malade présente de 9 h. à 11 heures et demie des secousses continues au niveau de la face et du membre supérieur droit.

A la suite de cela, l'aphasie paraît avoir augmenté, notamment en ce qui concerne les troubles de la parole qui est devenue très difficile, incompréhensible.

Les phénomènes paralytiques sont également plus accusés.

L'asymétrie faciale est maintenant très nette avec signe du peaucier et signe des la face de Pierre Marie et Foix.

L'impotence fonctionnelle est complète au niveau du bras.

Enfin, le membre inférieur est également plus atteint, avec difficulté notable à le mouvoir ; le signe de Babinski est extrêmement net à droite.

L'état d'obnubilation de la malade n'a guère permis de faire un examen plus complet. La mort est survenue le 13 août 1926, donc 13 jours après l'ictus.

Examen du cerveau : Hémisphère gauche. Il existe un gros foyer de ramollissement récent paraissant commencer à partir de FA, touchant PA, et tout le lobe pariétal jusqu'au pli courbe, enfin la partie postérieure seulement du lobe temporal. Par contre, le territoire de l'orbito-frontale externe et de la temporale antérieure paraissent indemnes.

Après section, on constate sur une première coupe passant par le pied de F_3 que FA et PA sont beaucoup moins touchées qu'elles le paraissent et que le ramollissement proprement dit se limite au territoire postérieur de l'artère sylvienne.

Mais sur une 2e coupe passant un centimètre au-dessus, le ramollissement empiète largement, débordant en avant jusqu'à FA touchant le fond du sillon rolandique.

Artères : L'artère sylvienne est petite, peu athéromateuse, à parois molles du type des artères microsphygmiques. L'artère orbitaire inférieure et l'orbito-frontale externe, dont les territoires sont indemnes, naissent isolément, de même que l'artère prérolandique.

Plus loin, le tronc commun des artères rolandique et pariétale antérieure semble être le siège de la lésion.

OBSERVATION N° V

Hémiplégie droite avec aphasie de Wernicke légère et apraxie idéatoire et idéo-motrice. Hémianopsie droite.

Malade pseudo-bulbaire avec hémiplégie droite modérée.

Aphasie :

Articulation : pas d'anarthrie, parler du pseudo-bulbaire.

Aphasie : le malade semble obnubilé ; regard vague, ébrieux, dans les nuages.

Compréhension de la parole : beaucoup moins troublée qu'on ne s'y attendait. Les ordres simples sont exécutés. Mais dès qu'on arrive aux ordres plus complexes. Mais on se convainc aisément que l'apraxie, qui est évidente, joue un bien plus grand rôle dans ce trouble que la compréhension de la parole.

Reconnaissance des objets : N'est pas aussi défectueuse qu'on aurait pu le croire. Le malade arrive à nommer, sans se tromper, toute une série d'objets. Parfois, intoxication par le mot.

Lecture : très mauvaise : c'est à peine si le malade reconnaît les lettres. Il arrive bien, de temps en temps à déchiffrer un mot, mais retombe bien vite et l'on voit apparaître l'intoxication par le mot.

Écriture : impossible.

Calcul : id.

Apraxie : *idéo-motrice* apparaît au cours des différentes épreuves proposées au malade.

Idéatoire : bougie : le malade arrive bien à sortir une allumette, mais il la frotte à l'envers et sur le dos de la boîte. Il est incapable d'allumer une bougie.

En somme : aphasie de Wernicke avec apraxie, la compréhension du langage et la dénomination des objets étant relativement peu troublées.

Hémianopsie : *droite certaine :*

Dans les deux hémichamps gauches, la vision semble abolie dans les deux quadrants inférieurs ; conservée sur le méridien horizontal et dans les deux quadrants supérieurs.

ANATOMIE

A) *Cerveau gauche :*

1°) Au point de vue de son syndrome pseudo-bulbaire, état lacunaire des noyaux. Lésion très marquée du centre ovale dans sa partie haute. Petite lacune dans le globus pallidus, une plus grosse dans le centre ovale du lobe frontal.

2°) Au point de vue hémianopsie, pas de lésion macroscopique très évidente, mais il semble exister un état de sclérose grisâtre assez molle de la région.

3° En ce qui concerne l'aphasie et l'apraxie, le territoire cortical est absolument indemne ; mas il existe dans la 1re circonvolution temp. et se poursuivant dans le lobe pariétal un état de molesse avec aspect grisâtre et élargissement des petits vaisseaux qui frappe surtout le centre ovale du lobe pariétal et pénètre peu dans la substance blanche des circonvolutions.

Cet aspect grisâtre donne, par places, des aspects accentués, lacuniformes. Somme toute, sur un fond d'ensemble de ramollissement chronique mollasse, se voient quelques lacunes isolées.

Une plus grande de 4 mm. de diamètre, se trouve aussi dans le centre ovalaire, haut, d'autres plus petites et situées plus haut sont arrondies et assez suspectes au point de vue porose.

B) *Cerveau droit* : Putamen et centre ovalaire sont également malades.

OBSERVATION N°. VI

Boul...

Malade âgé de 64 ans, paralysé dit-il depuis 3 ans.

L'hémiplégie droite serait survenue la nuit. Il est très difficile de faire préciser le début de l'affection. Cependant, il ne semble pas qu'il y ait eu perte de connaissance, le début semble donc avoir été insidieux.

La paralysie aurait été légère ; le malade aurait pu, le lendemain se rendre chez son médecin, la face n'aurait pas été atteinte.

De plus, il parlait, dit-il difficilement au début et ne pouvait écrire. Depuis, il y a eu amélioration. Depuis ce moment, grande élimination de la mémoire.

Motilité : Tous les mouvements sont actuellement possibles au membre inférieur comme au membre supérieur dont la force ne paraît pas diminuée, sauf légèrement à la main droite.

Mais le malade dit sentir son côté droit plus faible que le gauche. Il n'y a pas de contracture.

La marche est bonne ; l'hémiplégie peut être considérée comme guérie.

Réflectivité : Tous les réflexes sont notablement plus forts à droite qu'à gauche.

Babinski en extension à droite.

Sensibilité : Semble peu touchée ; cependant peut-être quelques hésitations au chaud et au froid, à la face externe de la jambe et à la poitrine.

Stéréognosie : Le malade reconnaît bien les objets placés dans sa main droite.

Aphasie.

Dénomination des objets.

Reconnaît et nomme : gilet, chemise, manche, lit, pot, assiette.

On lui montre une tasse : ne peut la nommer, dit « c'est pour mettre du café ».

On lui montre un encrier : « c'est pour l'encre ».

Les mots d'épreuve sont répétés de façon très incorrecte, grosse dysarthrie. Il ne peut nommer une cravate et dit « cravaque », même après que le mot ayant été prononcé pour l'exemple, il tente de le répéter.

Il doit réfléchir longtemps pour dire qu'il se trouve à l'hospice d'Ivry et pour préciser en quel mois on se trouve. Mais il semble qu'il s'agit plus d'un trouble de la parole que d'une désorientation réelle, car il dit correctement et exactement la date du début de la guerre ; il hésite lorsqu'on l'interroge sur sa fin ; il dit 38, 88 puis 18.

Apraxie.

Idéo-motrice : Exécute les ordres simples : ouvrez la bouche, fermez les yeux, tirez la langue.

Salut militaire, pied de nez, doigt sur le nez.

Mais il y a dans tous ces gestes quelque chose d'hésitant, d'embarrassé, reliquat d'une apraxie ancienne. Car des ordres dont il comprend tous les mots : doigt gauche sur le nez ; doigt droit sur l'œil gauche, sur l'oreille gauche ne sont pas exécutés.

Idéatoire : N'allume correctement la bougie qu'après hésitations.

Lecture : Lit difficilement, mais y arrive.

Ecriture : Les phrases dictées sont incomplètement et incorrectement écrites. Le malade fait répéter la phrase, il semble l'oublier très vite.

A) *Hémisphère gauche.*

Ramollissement du gyrus supramarginalis des 2/3 postérieurs de T_1 qui se sont affaissés dans la pronfondeur de la scissure de Sylvius.

Légère érosion du pli courbe.

Les circonvolutions rolandiques sont intactes.

1) Coupe de Fleisig :

Le ramollissement s'étend en profondeur vers le carrefour ventriculaire et la corne occipitale. Néanmoins, le tapetum est relativement intact. Les radiations optiques constituent la limite même du ramollissement.

2) Coupe horizontale passant par le centre ovale :

Seul le 1/3 postérieur du CO est ramolli ; pas de lacune dans la portion antérieure et moyenne.

La PA est rigoureusement indemne.

B) *Hémisphère droit :*

Intact.

OBSERVATION N° VII

Mme Chev..., 72 ans.

Hémiplégie droite avec légers reliquats d'aphasie de Wernicke.

Apraxie idéo-motrice. Troubles du sens stéréognosique et de la notion de position. Pas d'apraxie idéatoire.

Début brutal sans prodromes, le 23 septembre 1917. A minuit, la malade se lève pour uriner. Elle tombe à terre paralysée et incapable d'appeler à l'aide. Ce n'est que le matin qu'elle réussit à se traîner jusqu'à la porte, à la heurter pour attirer l'attention d'un voisin. Il paraît donc y avoir eu perte de connaissance.

Le lendemain matin : hémiplégie droite importante avec perte complète de la motilité volontaire et grosse déviation faciale, parole incompréhensible, vue trouble, sans troubles sphinctériens. La malade est hospitalisée à Necker où elle reste 8 mois, la parole redevient à peu près intelligible avec le 15° jour. Au bout de 3 semaines les mots réapparaissent au niveau des membres.

La marche est possible au bout de 1 mois ½ à 2 mois.

Examen : 23 août 1925.

Hémiplégie très modérée. Démarche fort hémiplégique. La malade traîne un peu la jambe droite. Pendant la marche, bras droit en demi flexion e tles mouvements de balancier sont un peu moins amples à son niveau.

Diminution de la force très modérée. Tous les mots sont possibles. Les mouvements délicats de la main droite sont difficiles. D'une manière générale, le M. S. paraît un peu plus touché.

Troubles sensitifs : très modérés.

Notion de position est peu atteinte, mais reconnaît mal des objets placés dans la main droite.

Coordination : doigt sur le nez : normal.

Mais des marionnettes sont très mal exécutées dès 2 côtés.

Face : Signes d'hémiparésie faciale droite au minimum.

Nerfs crâniens : respectés.

Yeux : pas d'hémianopsie, semble-il, réflexes photo-moteurs normaux.

Aphasie.

Dysarthrie des plus légères n'apparaissant guère qu'à la répétition des mots d'épreuve (encore faut-il choisir des mots difficiles).

Aphasie de Wernicke difficile à mettre en évidence.

La malade reconnaît tous les objets, comprend fort bien ce qu'on lui dit ; exécute bien les ordres simples et les ordres demi-complexes.

Apraxie : Se trompe dans l'épreuve des 3 papiers ideas-moti.

Doigt sur le nez, main sur la tête (une certaine hésitation).

Fait mal le salut militaire.

Pied de nez : pouce sur la bouche.

N'arrive pas à faire les deux anneaux.

M. 10

Idéatoire : exécute fort bien épreuve de la bougie.

Lecture : A peu près correcte, au moins pour les phrases courtes.

Calcul : Instruction très sommaire. N'a jamais su faire de soustraction, peut faire quelques additions simples, mais ne sait pas le coût de 12 œufs à 3 sous pièces.

Ecriture : Nettement mauvaise. La malade arrive, en effet, à écrire tant bien que mal son nom, mais elle ne peut pas écrire « aujourd'hui ».

A conservé la notion des airs et est capable de chanter « au clair de la lune ».

Intelligence : médiocre, attention moyenne, mémoire peu troublée, affectivité médiocre.

Ni rire, ni pleurer spasmodique.

A) *Hémisphère gauche* :

Lésion du lobe pariétal gauche prédominant sur le territoire de l'artère du sillon interpariétal.

Pas de lésion sur la coupe de Fleisig, sauf l'avant-dernière digitation insulaire, un peu au-dessus, la lésion touche le fond du sillon interpariétal.

Sur la coupe passant en plein centre ovale, lésion dans la profondeur du lobe pariétal atteignant presque, en avant, l'extrémité du sillon rolandique. Il y a atteinte du cortex profond du sillon.

Sur une coupe, un centimètre plus haut :

Atteinte de la moitié supérieure de PA sur ces deux versants.

Atteinte du versant inférieur de la pariétale supérieure.

Le contours supérieur du gyrus supramarginalis est juste effleuré.

Profond, le ramollissement détruit le centre ovale dans la portion sous-jacente à PA et au gyrus supramarginalis.

Le ramollissement descend ainsi dans le centre ovale jusqu'au niveau du plafond du carrefour ventriculaire.

B) *Hémisphère droit* :

Intacte macroscopiquement.

OBSERVATION N° VIII

Dey... Emile, 72 ans.

Grosse hémiplégie droite, marche difficile.

Hémianesthésie droite :

Tact : très marqué au M. S.

Nette au corps.

Respecte le M. I.

Face paraît presque indemne.

Douleur : pincement perçu.

Piqûre, id.

Chaleur : réponses insuffisantes du malade.

Troubles oculaires : cécité à droite, hémianopsie à gauche.

Aphasie :

Le malade parvient à dire un certain nombre de phrase : « Je ne peux pas le dire, c'est malheureux pour sûr et de temps en temps quelques phrases plus imprévues [1]» ; elles sont prononcées sans grande dysarthrie apparente.

Parole répétée : sensiblement nulle. Ne répète que quelques vocables très simples : « bonjour » et encore souvent le remplace par « c'est malheureux pour sûr ».

Alexie : cette impossibilité de la parole et la diminution de la tension gênent la lecture.

Cependant le malade redresse le test présenté à l'envers.

Il semble qu'il ne reconnaisse pas les lettres isolées.

Agraphie : voir schéma.

Apraxie.

Le malade éprouve une certaine gêne à exécuter les ordres mais, somme toute il fait bien le salut militaire et quand on lui demande de faire le pied de nez, il met le pouce sur la bouche, puis rectifie quand on lui fait mieux comprendre.

Présente une légère intoxication par l'ordre. Somme toute on est en présence d'un reliquat d'apraxie idéo-motrice ancienne.

Apraxie idéatoire : Sort allumette de la boîte, mais la rentre sans avoir allumé la bougie. A une seconde épreuve frotte l'allumette contre la bougie.

Hémisphère gauche :

Extérieurement : rien.

Coupes horizontales série : ramollissement portant sur toute la substance blanche du centre ovale, pénétrant dans l'axe blanc des circonvolutions, tout le lobe frontal est particulièrement atteint.

Sur les coupes passant par les ventricules, nécrose périépendymaire se continuant avec la nécrose du centre ovale.

Les noyaux gris centraux présentent quelques lacunes, surtout le putamen, toute la substance blanche de la zone de Wernicke et des radiations optiques présente un processus nécrotique analogue.

Hémisphère droit :

Extérieurement : rien.

Seule la portion juxta-épendymaire au niveau de la corne occipitale présente un ramollissement analogue. Il se continue avec un petit ramollissement authentique sous-cortical du pli gauche.

OBSERVATION N° IX

Boug..., 83 ans.

Début le 18 juin 1927, convulsion de la commissure buccale gauche. En même temps, vision de couleurs multiples, rouge, rose, bleu, durée 10 minutes environ. Ni convulsions brachiales ni crurales.

Reprise une heure plus tard, convulsions jacksonniennes gauches, diffusant sous forme d'épilepsie généralisée, état de mal, durée 3 h.

Le lendemain : excellent état, très présent, converse parfaitement, pas la moindre aphasie ni anarthrie.

Examen α) neurologique :

Pas de troubles moteurs.

Réflexes tendineux et cutanés normaux.

Pas de paralysie faciale, pas d'hémianopsie.

Sensibilité : grosse hypoesthésie à tous les modes à gauche.

Astéréognosie complète à gauche.

Sensibilité normale à tous les modes à droite.

β) Apraxie :

Salut militaire, ne parvient pas à l'exécuter correctement ; on a beau donner l'exemple et même porter sa main dans la position convenable, continue à le mal exécuter : main appliquée à plat contre la figure ou bien sur un œil qu'elle cache complètement et ceci aussi bien de la main droite que de la gauche.

Signe de croix, main droite : au cours d'un même examen dans une première tentative, tape 3 fois le front en divers endroits, puis descend vers la base du cou et y reste.

2ᵉ tentative : part du front, va à gauche, à droite, puis revient au front.

3ᵉ tentative : correcte.

Main gauche : immédiatement après : part du front, va à gauche, à droite, puis revient au front.

Pied de nez : ordinairement bien exécuté des deux mains, mais de temps en temps, erreurs : place le pouce sur la bouche, ne parvient pas à ébaucher le double pied de nez, sauf quelquefois après qu'on lui a plusieurs fois placé les mains comme il convient.

Il a été frappant que pendant 4 mois, que ce malade a présenté des troubles praxiques, seuls le tes du salut militaire, du signe de croix et, par intermittence du pied de nez, aient été l'occasion d'erreurs ; les autres test des plus variés ont été toujours correctement exécutés, nous mettons les menues imperfections du côté gauche sur le compte de l'anesthésie les , non de l'apraxie.

Envoyer un baiser, attraper une mouche, faire semblant de déboucher une bouteille, battre du tambour, frapper à une porte : bien exécutés.

Apraxie idéatoire : Pas la moindre.

Par ailleurs le malade est incapable d'enfiler sa chemise, ne sait pas disposer la chemise comme il convient ; par contre, met fort convenablement, si l'on tient compte des troubles de la sensibilité à gauche, le papier à lettre dans l'enveloppe. Mais ne peut recopier un triangle, dessine un Z ; ne sait ni lire, ni écrire.

Evolution : Amélioration vers le 4° mois et disparition progressive de l'incapacité à faire le salut et le signe de la croix selon le dessin habituel.

A) *Hémisphère droit* :

Gros ramollissement détruisant :

La zone de Wernicke, le gyrus supramarginalis, le pli courbe, toute la première temporale, la majeure partie de la deuxième.

1) Coupe passant un peu au-dessus de la commissure inter-thalamique. Foyer très profond, s'étendant jusqu'à l'épendyme.

Le carrefour ventriculaire, le 1/3 postérieur de l'insula et de la capsule externe sont détruits.

Le noyau ventriculaire et le thalamus sont intacts.

2) Coupe passant par le centre ovale :

On constate l'intégrité du pied de la couronne rayonnante de FA.

Seul le versant postérieur de PA est atteint par le ramollissement.

B) *Hémisphère gauche* :

Intact macroscopiquement.

OBSERVATION N° X

Both... Jeanne, 75 ans.

Hémiparésie gauche survenue progressivement.

Examen : neurologique :

Outre l'hémiparésie nette sans Babinsky.

Sensibilité : la malade sent la piqûre, mais nettement moins dans tout le côté hémiplégié gauche qu'à droite.

Tact : égal des 2 côtés.

Thermique : id.

Sens des attitudes : conservé des deux côtés.

Stéréagnosie : idem.

Face : nerfs craniens : rien de particulier.

Yeux : pas d'hémianopsie gauche ; mais on voit un peu moins bien dans le champ gauche que dans le droit.

Aphasie : Aucun trouble.

Apraxie.

Idéatoire : absence.

Idéo-motrice : Dans l'ensemble, tous les mouvements sont exécutés : pied de nez, signe de croix, salut militaire, menacer du doigt, caresses, salut de la main dans le lointain.

Mais nous avons relevé des imperfections nettes que la malade à corrigées, d'ailleurs en plusieurs fois. Au début des exercices la malade est restée pour le salut militaire, le pied de nez, le geste de déboucher une bouteille, incapable d'exécution, comme perdue, disant : je ne sais pas. Alors que de la main droite tout était exécuté dans la perfection.

On commande à la malade, tandis qu'elle se maintient dans la position du salut militaire, de faire un pied de nez. Elle exécute le geste suivant : pivotant sur l'index, puis ayant trouvé le haut du nez, elle met toute la main dans son prolongement et dit « c'est idiot, pour que je sache où est mon nez, il faut que je le sente avec le doigt ».

D'ailleurs, fréquemment, après avoir exécuté le salut militaire, quand on lui demande de faire le pied de nez, elle maintient les doigts accolés les uns aux autres, au lieu de les écarter, comme il convient et comme elle le fait à droite.

Le 25 juin : Se gratter l'oreille avec l'auriculaire gauche : impossible, geste à peine ébauché : « je ne me rappelle pas comment il faut mettre les doigts, dit la malade, comment il faut le faire.

A noter l'impossibilité des gestes simultanés de la main droite et de la gauche : « de la droite, je pourrai le faire, mais dès que la gauche veut s'y mettre, je ne sais plus ; celle-ci (la gauche) me fait oublier celle-là (la droite). »

Par la suite deux ictus ; le dernier mortel.

Extérieurement, par le toucher, on arrive à la délimitation suivante :

1) *Hémisphère droit* : F_2, F_3, les 2/3 inf. de FA, $\frac{1}{2}$ inf. de PA, la positive la plus avancée du gyrus, l'insula, la totalité du lobe orbitaire, à l'exception du gyrus rectus.

Rien dans la portion reculée du gyrus, le pli courbe et les pariétales.

a) Coupe horizontale : Ramollissement blanc à des stades successifs toute la région operculaire rolandique, l'insula, F_3 sont fortement ramollis et s'effritent à la coupe.

Le gyrus et son axe blanc sont également ramollis, mais à un degré beaucoup moindre.

Pli courbe : densité normale.

En profondeur, le ramollissement a détruit toute la capsule externe et interne. Seul le thalamus et le bras capsulaire postérieur dans sa partie basse sont intacts.

b) Corps calleux : indemne, sauf au niveau de l'irradiation du genou dans le lobe frontal.

II) *Hémisphère gauche :* rien de superficiel ni profond.

OBSERVATION N° XI

Hauh... Mme, 64 ans.

Pseudo-bulbaire, apraxie idéo-motrice bilatérale, apraxie idéatoire, absence d'aphasie (résumé de l'observation qui a été égarée).

Hémisphère droit :

Ramollissement blanc récent du gyrus.

1/2 inférieure de PA.

1/2 inférieure du pli courbe.

1/2 postérieure de T_1 et T_2.

En profondeur : 1/2 postérieure du centre ovale.

Pied de la couronne rayonnante.

Insula et putamen.

Toute la substance blanche de la paroi externe de la corne occipitale.

Le tapetum est relativement intact.

A signaler une lésion aberrante répondant aux deux lèvres de la calcarine, en arrière de l'abouchement de la scissure perpendiculaire interne.

Hémisphère gauche : quelques lacunes du putamen et état précriblé du thalamus, lacune de la paroi externe de la corne occipitale en pleines radiations optiques.

OBSERVATION N° XII

Lauz... (Mme).

Juillet 1925 : La malade, âgée de 68 ans, présente de l'aphasie et de l'apraxie.

Il est impossible de tirer d'elle aucun renseignement sur la date du début de ses troubles dont elle se rend très bien compte.

La malade ne semble pas avoir été paralysée ; cependant, de temps en temps elle dit que son côté droit est nul.

Parole : Parle spontanément bien ; cependant légère difficulté de l'articulation mise en évidence quand on peut répéter à la malade les mots d'épreuve.

Détermination des objets : fortement troublée. Quand elle ne trouve pas son mot, elle se contente de dire « c'est un machin ».

Exécute : les ordres simples ; difficilement les ordres demi-complexes. Mais il est difficile de faire la part des troubles de la compréhension et de l'apraxie.

Mémoire : très troublée. Ne sait ni son âge, ni l'endroit où elle est née. Oublie certains chiffres quand on la fait compter de 1 à 15, fait précéder 8 de 9.

Calcul mental : impossible.

Lecture : impossible, ne reconnaît même pas les lettres.

Écriture : agraphie très marquée touchant aussi bien l'écriture spontanée que copiée.

Reconnaissance des couleurs : se trompe très souvent.

Souvenir des couleurs : elle se souvient que la neige est blanche, le charbon noir, mais ne peut dire la couleur ni de l'herbe, ni du ciel, ni du sang.

Reconnaissance des sons : Reconnaît le bruit d'un trousseau de clés, mais ne reconnaît pas le bruit fait par l'eau qui coule dans un verre.

Quand on lui siffle des airs simples comme « Au clair de la lune », « la Marseillaise », elle ne dit le titre, mais chantonne chaque essai d'imitation sur le même air.

Apraxie :

Idéo-motrice : aucun geste d'épreuve n'est exécuté correctement. Elle exécute des gestes inappropriés et demande si c'est comme ça.

Idéatoire : Porte la bougie contre la boîte d'allumettes. Ne peut mettre une feuille dans son enveloppe.

Examen neurologique :

Marche : possible.

Réflexes : tendineux :

M. I. : normaux.

M. S. G. : normaux.

M. S. D. : vifs.

Réflexes cutanés : tendance à l'extension de l'orteil à droite.

Il existe une légère instabilité choréiforme du M. S. D. mise en évidence quand on fait étendre les doigts à la malade et qu'on compare avec l'autre côté.

Yeux : hémianopsie double.

Pupilles un peu irrégulières, réagissant bien à la lumière à gauche, plus paresseusement à droite.

Pas de phénomènes pseudo-bulbaires.

Le 23 janvier 1926 : la malade comprend moyennement la parole et semble plus troublée par la perte de la signification des mots que par une agnosie auditive qui paraît très restreinte.

Dénomination des objets : presque nulle.

Apraxie idéo-motrice (très grossière).

Apraxie idéatoire : la malade n'est même pas capable de se servir d'une paire de ciseaux, ni de déboucher une bouteille.

Elle est capable de manger, mais complètement incapable de s'habiller.

29 septembre 1926 : La malade est envoyée à l'infirmerie, parce que très agitée. Pas d'ictus, obnubilation assez marquée ; prononce des mots incohérents, pas de dysarthrie.

Examen : Contracture assez marquée des M. S. peut-être plus nette à droite. Il semble qu'il ait existé antérieurement une paralysie du bras droit.

M. I. : la malade remue moins bien le M. I. D. que le gauche.

Troubles sensitifs : Il semble qu'elle réagisse plus rapidement quand on la pince au bras gauche qu'au droit.

Anatomie :

Lésions d'un type spécial caractérisées par une atrophie pariéto-occipitale bilatérale de la corticalité, mais avec prédominance à gauche : élargissement des sillons, diminution irrégulière de l'épaisseur du cortex ; en quelques points des axes blancs, désintégration périvasculaire en traînées axiales.

Dilatation élective du carrefour et de la corne occipitale.

Aspect blanchâtre des olives. Pas de lésions focales, à part une petite lacune dans la tête du noyau coudé à gauche.

OBSERVATION XIII

Faÿ...

Méningite syphilitique chronique.

Aphasie de Wernicke.

Apraxie idéo-motrice et idéatoire. Agnosie visuelle et auditive. Évolution par poussées améliorations, aggravées, irrégulières.

Histoire de la maladie ? ? ?

Interrogatoire très difficile, réponses incohérentes, inexactes, souvent illogiques. Ictus ? ?

Examen :

a) Pas d'hémiplégie. Force musculaire semble bannie (il est difficile de se faire comprendre et on ne peut la rechercher à tous les segments).

b) Réflexes :

c) Rotuliens : vifs.

Achilléens.

Radiaux   normaux.

Tricipitaux.

d) Crémastériens.

Abdominaux   existent des deux côtés.

Babinsky : flexion bilatérale.

Face : pas de paralysie des nerfs craniens.

Très léger tremblement labiolinguinal.

Yeux : Hémianopsie double.

Pupilles étroites, égales, réagissent, mais très faiblement à la lumière.

Aphasie :

Articul. : peu ou pas d'anarthrie ; variable suivant les jours.

Dénomination : très mauvaise. Une seule réponse exacte au cours de l'examen.

Un certain degré d'intoxication par le mot.

Réception : semble assez bien comprendre ce qu'on lui dit ; répète assez bien une phrase assez longue.

Lecture : parvient, de façon inconstante, à lire les mots qu'on lui présente ; très rarement une phrase entière, presque toujours les lettres et les chiffres avec une fréquente intoxication par la lettre ou le chiffre lu en premier.

Ecriture, calcul écrit : très mauvais, c. épreuves.

L'exécution des ordres simples :

Ouvrez la bouche.

Fermez les yeux   bonne.

Donnez la main.

Les gestes un peu plus précis (petit doigt sur oreille par exemple) sont mal exécutés, y parvient quelquefois, mais en faisant décomposer le geste.

Apraxie : tests aprax. (3 papiers, bougie) ne peuvent être exécutés.

Intoxication par le geste très marquée.

Mémoire : Assez troublée, confond dates, lieux, se rappelle cependant ce qu'on lui a fait faire d'un examen à l'autre.

Depuis l'entrée, traitement par Quimby, amélioration lente, mais constante.

La lecture du journal devient possible, mais les gestes compliqués sont impossibles. Pour la dénomination des objets, il cherche beaucoup, mais trouve souvent.

9-12-25.

— α) Petit doigt sur nez : bien.

Petit doigt sur oreille : mal ; met sa main sur son pied si on lui fait reconnaître le doigt, l'oreille, se trompe encore plus et montre la jambe.

— β) Reconnaissance des objets : aucune erreur.

Ce qui frappe actuellement, c'est :

1) La discordance entre la dénomination des objets qui est bonne et l'exécution des ordres mêmes simples qui est mauvaise.

2) L'importance de l'élément intellectuel dans son aphasie, car les éléments aphasiques eux-mêmes sont relativement peu troublés.

Pour allumer la bougie, il ouvre la boîte d'allumettes, et fait, avec la bougie qu'il renverse progressivement, le geste de vider un verre (la bougie) dans la boîte.

26-12-25 :

Amélioration continue : peut faire le double pied de nez, le pigeon, les deux anneaux. Bougie : comme avant.

27-12-25 :

A fait deux petits ictus dans la nuit, à 2 heures d'intervalle. Tombe en se levant, petite perte de connaissance en quelques minutes avec respiration bruyante.

α) Pas d'hémiplégie consécutive, cependant Babinsky semble se faire en extension à droite. Pas de paralysie faciale.

β) Mais augmentation subite d'aphasie.

Ne nomme aucun objet, ne semble même pas les reconnaître.

Ne paraît absolument rien comprendre de ce qu'on lui dit, l'exécution des gestes, même très simples, est très mauvaise ; ne comprend pas : ouvrez la bouche, arrive seulement à fermer les yeux après plusieurs répétitions de l'ordre.

Paraphasie, jargonaphasie très marquées.

Pas d'anarthrie notable dans la parole spontanée ; impossible de lui faire répéter les mots d'épreuve.

Lecture, écriture, absolument impossible.

28-12-25 : Troubles semblant avoir très légèrement diminué. La jargonaphasie a disparu.

Il semble qu'il y ait un certain degré d'agnosie visuelle et auditive.

On présente : cravate, manche, clef : il cherche, ne parvient pas à nommer.

Morceau de pain : qu'est-ce ? — C'est un chien.

Servez-vous en. — Imite l'aboiement.

Cette intoxication pour l'ensemble « chien » persiste longtemps. Il varie un peu. Pour quelques objets « c'est une chienne ».

On présente : tire-bouchon. Qu'est-ce ? — C'est une clef.

Nouvelle intoxication pour le mot clef.

On lui donne un verre plein de vin : Il ne sait pas le prendre avec sa main, exécute des gestes maladroits, croit que c'est une clef, finalement trempe ses doigts dans le verre.

Il n'est pas parvenu à le prendre correctement.

On lui donne une tablette de chocolat : Semble la reconnaître ; en tout cas la porte à la bouche pour la manger.

On lui donne une bougie : Il la porte à la bouche et veut la manger, c'est du chocolat.

Un abaisse-langue ; quoi ?. — C'est du bois ? ? ?

2° essai pour le morceau de pain : Il le porte à la bouche et en mord un peu.

Agnosie auditive : On produit divers bruits derrière lui : eau qui tombe dans un verre, clef : Il ne reconnaît pas, c'est un chien.

On lui présente une règle. — C'est un gâteau.

A la crème ? — Non ; j'en ai mangé autrefois, mais plus maintenant.

On lui fait lire une inscription : « tirez la langue » : Il lit « la langue ». Fermez les yeux : Il ne lit rien.

On lui présente des lettres majuscules et minuscules de diverses grosseurs : Il ne reconnaît rien. Cite 25 pour B par exemple.

On lui présente une lettre retournée, des chiffres : Il ne modifie pas le papier, ne reconnaît pas.

On se rend compte finalement qu'il ne reconnaît rien.

On lui présente la bougie. — C'est un journal.

Quel journal ? — Le Matin.

Puis maniant la bougie. — C'est de la cire ; c'est glacé ; c'est du cirage ; c'est fermé.

Il fait avec la bougie le geste de dévisser la partie supérieure, et finalement la casse.

On lui donne une cigarette : Il cherche beaucoup. « C'est une éponge ».

Servez-vous en : Il ne sait quoi en faire, déchire le bout de la cigarette.

Le tabac tombe, qu'est-ce qui tombe ? — Du savon ?

Du savon ? — Oui, c'est du savon.

Qu'y a-t-il dedans ? — Cure-dent pour mettre sur les souliers, non de la cire.

On lui présente des lunettes. Qu'est-ce ? — Binocle. Il fait assez bien le geste de les mettre.

Mettez-le. — Je ne peux pas.

Essayez. — Il essaye inutilement d'ouvrir la boîte.

On lui présente à la fois ses lunettes et la boîte :

Quel binocle préférez-vous ? — Il préfère ses lunettes.

On lui présente encore la boîte :

Essayez encore de mettre ce binocle ? — Il parvient enfin à ouvrir la boîte d'allumettes, puis écrase le couvercle.

On lui présente une épingle de nourrice :

Qu'en fait-on ? — C'est un pigeon. Il l'ouvre cependant correctement : « Ça se met sur le chien ». Il la referme.

On lui dit de l'attacher à une blouse ; Il essaye de l'ouvrir, puis de la refermer.

On sifle divers airs connus : « Au clair de la lune » : le reconnaît. « J'ai du bon tabac » : « Au clair de la lune ». « Malbourough s'en va-t-en-guerre » : ? ? « La Marseillaise » et « Sambre et Meuse » les reconnaît et les nomme.

Phénomènes d'apraxie idéo-motrice.

Grande difficulté pour mettre sa chemise : y parvient cependant.

Salut militaire : met le pouce sur sa bouche.

Pied de nez : met sur le front.

Examen du 2 mars 1926 :

On présente :

Savon. — Ne reconnaît pas les objets.

Bougie. — Ne reconnaît pas les objets.

Gâteau : — Cherche à ouvrir.

Chocolat. — Cela se devine.

Verre de vin. — Verse le contenu dans ses mains.

Un canif. — Ouvre correctement.

Un savon. — Répond « une presse ».

3 mars :

Lit correctement certains mots du journal, mais raconte des phrases entières qui ne sont pas écrites en les désignant toutefois de son doigt comme s'il les lisait.

Reconnaît ses lunettes, les place correctement sur son nez.

Mais, prend un bouchon pour une montre.

Intoxication par le mot 10 h. et demie.

Le 16 mars :

Le malade qui s'est levé ne peut plus retrouver son lit et se couche dans un lit voisin, s'agite, prononce quelques phrases incohérentes. Où suis-je ? Où suis-je ?

Lorsqu'on l'examine, est incapable de répondre correctement aux questions. Il ne peut dire le nom des objets qu'on lui présente ; ne semble pas les voir, ne peut atteindre la main qu'on lui tend.

Cependant, lorsqu'on place la main à gauche, il fait des efforts pour l'atteindre, mais la manque d'une assez grande distance.

Il peut exécuter quelques ordres simples : doigt au nez, salut militaire.

On lui tend une cigarette, ne peut l'attraper, semblant ne pas la voir ; on la lui met dans la main, il ne fait pas le geste de l'approcher de la bouche ; il semble l'approcher de son œil.

Il déclare, à certains moments, qu'il a un voile sur les yeux.

Cependant il nie absolument ne pas y voir.

Surtout il présente une déviation de la tête et des yeux du côté gauche.

Le côté gauche semble parésié.

Examen oculaire :

Déviation des yeux et légère déviation de la tête vers la gauche. On arrive très difficilement à lui faire fixer la personne qui est en face de lui. Immédiatement après, la déviation à gauche se reproduit.

N'y voit pas du tout de l'œil droit.

De l'œil gauche voit peut-être très mal dans le champ maculaire gauche.

Ne reconnaît pas les objets quels qu'ils soient. Dit n'importe quoi. Ne voit pas la flamme d'une bougie.

Apparence de cécité corticale.

17 mars : phénomènes délirants.

Hallucination visuelle ; assiste à un spectacle, parle à des individus imaginaires, essaye d'attraper un papillon, voit un accident d'enfant.

Parle sans suite : « Ça va trop vite », je vais être obligé de fuir ». Semble croire être en voiture (peut-être à cause des montants du lit).

Les phénomènes aphasiques ne se sont pas beaucoup exagérés. Est agité, cherche à sortir du lit.

Examen oculaire : A des hallucinations visuelles. On a l'impression qu'il voit mieux que la veille. Arrive à fixer particulièrement de l'œil gauche.

19 mars :

La vue est normale.

Le malade semble assez présent.

Il exécute bien le salut militaire : se trompe dans un ordre plus compliqué (double pied de nez).

De même les gestes nouveaux pour lui ne sont pas exécutés ou incorrectement.

Amélioration notable. Le malade y voit. Les lésions semblent revenues au taux des jours derniers, avant l'ictus.

7 juillet :

Reconnaît et nomme : chapeau, lunette.

Ne reconnaît pas : une épingle, un oreiller. — Je le vois, je ne peux pas le dire.

Finit par nommer un crayon, au bout d'assez longtemps.

On lui montre les cigarettes ; dit : on fait le feu avec et fait le geste de fumer.

Il ne peut reproduire les gestes qu'on fait devant lui.

Exécute correctement les anneaux.

Exécute difficilement salut militaire.

Apraxie idéatoire : toujours manifeste.

18 juillet :

Ictus.

Le matin le malade ne s'est pas levé. Semblait égaré.

Puis résolution musculaire, regard fixé, perte de connaissance.

Ensuite sont apparues des secousses au niveau du M. S. gauche, réalisant des mouvements de flexion d'A. B. sur bras.

Il ne semble pas y avoir eu de secousses au niveau du M. I. g. Mais il y avait en même temps des secousses localisées du côté gauche de la face.

Morsure de la langue. Pas d'incontinence d'urine.

Nystagmus + +.

19 juillet : Malade fébrile 39°5, assez agité (brancards).

Reste égaré. Ne répond que par monosyllabes à l'interrogatoire et plus encore par des sons inarticulés.

Nystagmus : semble atténué, surtout mots de rotation de la tête presque incessants. Ne semble voir ni les objets ni les personnes.

20 juillet : semble plus présent que la veille et répond aux questions qu'on lui pose.

Parle assez facilement et répète à peu près les mêmes phrases au cours de sa conversation : je sais très bien que j'ai tort, mais j'ai aussi raison.

Pas d'incontinence.

Réflexes tendineux paraissant vifs, mais difficulté d'un examen précis, cependant amélioration sur la veille.

9 septembre : Apraxie.

Met correctement une chaussette, puis la pantoufle, d'un côté.

De l'autre : met pantoufle d'abord, puis essaye de mettre chaussette par dessus ; enlève le tout, remet la pantoufle sans la chaussette, remet la 2e chaussette sur la première.

Pantalon : passe correctement la première jambe.

Passe la seconde par l'ouverture du pantalon.

Puis enlève le tout : reprend son pantalon, le devant derrière.

Passe la 1re jambe par l'ouverture, la ressort par la ceinture.

Malgré les troubles très profonds, il semble que les mouvements et les attitudes des M. I. sont à peu près ce qu'ils devraient être si l'objet était bien présenté. Quand le pantalon est présenté correctement, d'ailleurs, il l'enfile sans difficulté.

Met sa ceinture autour de la taille, mais pour l'attacher il oublie de passer l'extrémité dans l'anneau.

Il est évident que la notion des actes élémentaires est troublée.

Bougie : Met l'extr. ensuite contre la boîte et souffle.

Reconnaissance des objets : porte-plume : bougie, allumette.

9 septembre : Il prend le porte-plume et, touchant la plume dit : « Ça ne s'allume que d'un côté ».

Il ne semble pas très bien reconnaître l'objet dont il ne peut dire le nom ; il dit encore : « Ça s'accroche ».

Ciseaux : épingle.

On dit : « Ça c'est un tire-bouchon ».

Répond : « Oui, c'est un tire-bouchon pour enlever les bouchons ».

Il tourne les ciseaux dans ses doigts, ne fait aucun geste montant qu'il reconnaît l'objet, en sait l'usage.

On lui présente une clé ; dit : « Ça ça s'accroche ».

Comme on lui demande de montrer pour quoi c'est faire, il va d'abord vers la baignoire, puis vers la porte et, avec la clé qu'il tient par l'anneau, il suit toutes les rainures des portes.

Après quelques minutes, on lui dit : « C'est pour la serrure », il le répète, mais passe sa clé devant la serrure de l'armoire sans faire le geste de l'ouvrir.

On lui dit : « Et pour le lit, pouvez-vous vous servir de cet objet », il continue à frotter la clé sur le lit comme il l'a fait sur l'armoire.

On lui rend les ciseaux : cette fois, il les prend bien et coupe un morceau de papier correctement ; il reconnaît le nom de l'objet : « Oui, c'est des ciseaux ».

On lui rend la clé ; il dit : « C'est une pince », puis : « C'est une clé » ; on lui dit « c'est un tourne-vis », il dit « non », puis « j'ai vu ça quelque part et fait le geste de visser quelque chose.

Puis on luit dit « c'est une clé », il répète, c'est une clé « j'en suis sûr ».

A plusieurs reprises, au cours de l'examen, il répète « ça c'est une clé », en désignant l'objet. Il semble l'avoir reconnu après un travail prolongé d'analyse, après avoir reconnu les parties constituantes.

On lui donne un crayon : c'est un crayon ; des cigarettes : cigarettes.

En somme, vocabulaire relativement conservé, mais il semble exister un gros taux d'agnosie visuelle.

27 septembre 1926 : Le sujet est trouvé dans le coma ; ne répond pas aux questions.

Déviation très marquée des yeux vers la gauche, pas de la tête. Peut-être y a-t-il une légère différence entre la façon dont retombent les membres droits et gauches, mais pour certains réflexes : rad. + vifs à droite ; rot. : pareils ; pas de clonus.

Pas de réact. plant. à droite ni à gauche.

Crémastériens diminués des deux côtés.

Pression du facial : contact + faible à gauche.

Pincement réact. ni à droite ni à gauche.

Pas beaucoup de raideur de la nuque.

Un certain taux de Kernig.

Quand on l'excite à gauche, on obtient des contractions qu'on n'a pas à droite ; sorte d'état d'excitabilité.

29 septembre : Obnubilation persistante, cependant le malade commence à réagir lorsqu'on essaie de l'examiner. On note une contracture relativement marquée des deux membres supérieurs.

Babinsky : peut-être extens. bilatérale.

8-12-26 : En octobre et novembre, le malade a fait plusieurs petits ictus analogues aux précédents. Entre temps, redevenait lucide, reconnaissant les personnes de la salle.

Aggravation depuis 3 semaines. Se présente à certains moments comme un dément errant à travers la salle ou même à travers les cours de l'hospice. Désorientation très nette dans l'espace et dans le temps.

Parfois, crises d'agitation, au cours desquelles il bat ses voisins de lit ; à d'autres moments, tombe dans un état de tristesse accentuée et passe ses journées dans des lamentations. Au cours de ces périodes de mélancolie ne semble reconnaître personne, ni comprendre ce qu'on lui dit.

1) Cerveau gauche.

a) A l'inspection, existe un certain taux de méningite prédominant sur la région pariétale post. gauche. A ce niveau, l'examen du cortex décèle une certain taux d'atrophie des circonv. pariét. post.

b) Ceci est confirmé par l'examen après section ; il s'agit d'une atrophie sans ramollissement complet du territoire postérieur de la sylvienne passant sur la partie postérieure de P_2 et P_1, pli courbe et, dans une moindre mesure, partie postérieure de T_1.

11 M.

α) A ce niveau, le cortex a pris une coloration jaunâtre. Il est manifestement diminué de plus de la moitié du volume normal. Il en est de même de l'axe blanc des circonvolutions, si bien que celles-ci présentent un état marqué d'atrophie scléreuse ; même chose dans la profondeur et il y a atrophie fibreuse de la sublance blanche entre ventricule latéral dilaté et cortex.

β) Le reste du cerveau gauche paraît sensiblement indemne et, d'ailleurs, ces lésions répondant à un processus ischémique progressif, s'accompagnant d'un certain taux de réaction méningée correspondent exactement aux symptômes apraxiques, aphasiques et hémianopsiques présentés par le malade durant sa vie.

2) Le cerveau droit paraît, au premier abord, sensiblement indemne, sauf un peu d'épaississement méningé. Mais, à l'examen approfondi, on constate qu'il présente une ébauche des mêmes lésions dans le même territoire.

OBSERVATION XIV

Duv..., 78 ans.

28 juin 1926 :

Début il y a 6 mois par une monoplégie brachiale droite survenue assez brusquement sans perte de connaissance ; assez difficile à faire préciser étant donné les troubles de la parole.

Le M. I. droit n'aurait jamais été paralysé ; la monoplégie brachiale, complète, au début, aurait beaucoup regressé. La malade dit pouvoir tricoter facilement. Elle est surtout gênée dans le mot de porter la main à la nuque.

Les troubles de la parole semblente contemporains ; ils se seraient installés assez brusquement, mais sans ictus, il y a 6 mois et auraient été beaucoup plus marqués qu'actuellement ; la malade serait restée 5 à 6 mois sans parler du tout. Autant qu'on puisse le lui faire préciser, il semble qu'il n'y ait pas eu de dysarthrie ; les mots dont la malade se souvenait étaient correctement prononcés (? ?)

Actuellement : Les troubles de la parole semblent peu marqués, surtout si on fixe l'attention de la malade et si on l'oblige à faire l'effort nécessaire pour trouver les mots.

Troubles moteurs : Démarche normale, pas de dandinement.

M. S. D. : presque tous les mouvements sont possibles, mais limités. La force musculaire est très peu diminuée au niveau de la main.

Force segment. : diminuée dans le segment proximal du membre.

Réflexes : difficiles à mettre en évidence.

M. S. G. : peut-être, force segment un peu diminué.

Réflexes : un peu faibles.

M. I. Dr. : Réflexes normaux.

Pas de Babinsky.

Pas de clonus.

Pas de diminution de la F. S.

Face : Ne semble pas y avoir de paralysie faciale. Pas de S. de la face ; pas de S. du peaucier. Cependant la langue tirée hors de la bouche est déviée à droite.

Troubles sensitifs subjectifs : la malade frotte constament sa main droite où elle accuse des fourmillements.

Chaud, froid : pas de troubles.

Piqûre : peut-être légère hypoesthésie à la face externe du M. S. D., plus marquée au bras.

Sensibilité profonde : ne paraît pas touchée.

Troubles oculaires : O. pas de paralysie, pas d'A. R.

Hémianopsie : o.

Voile du palais : normal.

Parole.

Vocabulaire : très touché.

Cuillère : pelle, « non ce n'est pas ça ».

Ciseaux : pour coudre.

Assiette : o ; lit : o, ne nomme rien.

Cependant, dans la conversation le mot est trouvé spontanément, la malade dit « on va se coucher dans son lit », la malade dit « je ne veux pas de viande, si on lui désigne la viande, ne sait plus le nom ».

Pain : correct.

Mais elle est intoxiquée par ce mot qu'elle applique alors à viande, à haricots. etc...

Parole répétée : les mots les plus simples aussi bien que les plus compliqués ne sont pas répétés, ne fait pas l'effort nécessaire.

Ordres : Pouce de la main droite sur l'oreille gauche, le met sous le bras, puis sur la nuque.

Petit doigt de la main gauche sur le nez : bien.

2° doigt de la main gauche sur l'œil droit : met l'annulaire sur la bouche, puis sur l'œil gauche, puis sur le droit.

Main droite sur la tête : bien.

Lecture : Epelle des lettres, ne lit pas les mots ni les phrases à la suite, ne comprend pas ce qu'elle lit.

Calcul : 3 × 8 = 16-9-15.

2 × 4 = 8.

8 × 7 = 13.

5 + 6 = 13 ; 2 = 4 ; 3 + 2 = 5.

Écriture : Ci-joint.

Apraxie : o.

Prend une clé dont elle ne peut dire le nom, fait le geste d'ouvrir la porte ; ses tests sont bien exécutés, sauf peut-être les 2 anneaux.

2e examen : parole :

Cravate : je ne peux pas.

Ne nomme à peu près aucun objet.

Répétée : ne répète rien ; tendance à la paraphasie.

Ordres : Main sur la tête, doigt sur le nez, petit doigt sur le menton, pouce sur le nez : bien.

Pouce sur le ventre : sur l'œil.

En résumé : hémoparésie brachiale droite, troubles du langage ; surtout perte du vocabulaire.

L'élément dysarthrique paraît peu marqué.

20 nov. 1926 :

Le 18 ou 19 nov. la malade aurait fait un ictus. Malade obnubilée, regard vague, elle frotte continuellement ses doigts.

Dénomination :

Savon : n'est pas reconnu.

Clef : n'est pas reconnue.

Cheveux : pas nommé.

Ordres : main sur la tête, porte main sur bras de l'examinateur, fermez les yeux, ouvrez les yeux : bien.

Ouvrez la bouche, tirez la langue : dit oui monsieur, mais ne le fait pas.

Prenez ma main : est exécuté, prenez mon doigt : non exécuté.

Quel est votre nom ? ne répond pas, puis répond oui, lorsqu'on le lui dit.

Apraxie :

Idéo-motrice : difficile à rechercher, malade obnubilée.

Pied de nez : non exécuté.

Salut militaire : très mal.

Idéatoire : bougie, bien exécuté.

Parole : répond continuellement : oui monsieur et merci.

Lorsqu'on lui demande pourquoi elle se frotte les doigts, répond « je ne sais pas monsieur ».

Lorsqu'on lui demande de fermer les yeux, elle se met spontanément à joindre les mains et récite, sans erreur et sans dysarthrie : « notre Père », « je vous salue », puis fait le signe de la croix.

Décès : le 25 novembre.

Anatomie:

Petite lésion au-dessus du gyrus supra-marginalis au niveau du 1/3 antérieur et union des 2/3 postérieur de P_2.

Section horizontale :

1re coupe passant au niveau du pied de F_3, 2 foyers de ramollissement :

a) Le 1er est temporal, au niveau de la partie moyenne de T_1, allant jusqu'à l'épendyme ; le foyer se poursuit plus haut et se trouve situé, cette fois-ci, sous-corticalement dans la partie antérieure de P_2 avec un petit foyer accessoire profond coupant les fibres dans la profondeur du centre ovale postérieur.

Plus haut, le foyer devient cortical et se limite à une petite érosion à la naissance de la 2e pariétale.

b) Foyer cortico-sous-cortical qui semble toucher les 2 premières digitatives de l'insula ; il touche la moitié antérieure du pied de FA. et la moitié adjacente de F_3. Ce foyer se limite assez rapidement, reste sous-cortical, touche le $\frac{1}{2}$ antérieur du pied de F_2 et la partie adjacente de FA. Plus haut, il disparaît.

OBSERVATION N° XV

(Thèse Maurice Lévy)

Hémiparésie droite avec aphasie de type Broca et double hémianopsie.

Lésions bilatérales du cerveau : à gauche : ramollissement prérolandique et petit ramollissement occipital ; à droite : ramollissement isolé du pli courbe.

Mme Ser..., 72 ans.

La malade qui est atteinte d'un ictère chronique par rétention a présenté brusquement des troubles de la parole, survenus sans perte de connaissance.

En dehors de l'ictère, l'examen révèle un syndrome neurologique composé :

De troubles moteurs légers.

D'aphasie du type Broca avec alexie.

D'apraxie bilatérale modérée.

Et d'une double hémianopsie.

1° Les troubles moteurs :

La marche est assez pénible.

La force musculaire du côté droit ne paraît pas sensiblement diminuée. Elle est identique à celle du côté gauche.

Les réflexes tendineux sont normaux.

Le signe de Babinski est positif à droite.

La face est un peu déviée vers la gauche.

Il ne paraît pas y avoir de symptôme de la série cérébelleuse.

La sensibilité est grossièrement conservée.

2° L'aphasie.

La parole spontanée est gênée par un très notable degré d'anarthrie.

Les phrases et mots d'épreuve sont très mal répétés. Par contre, les mots élémentaires sont très correctement prononcés.

La dénomination des objets laisse à désirer. La malade hésite beaucoup à nommer les objets que, cependant, elle reconnaît bien. Lorsqu'on lui propose une dénomination inexacte elle la refuse.

Il existe un certain degré de paraphasie ; il apparaît en outre, au cours de l'examen, de l'intoxication par le mot.

La lecture est très déficiente, il n'existe pas d'alexie littérale (bien que même pour les lettres isolées il y ait parfois des erreurs, mais une impossibilité totale à lire même le titre d'un journal. Par contre, les chiffres sont lus assez correctement.

L'écriture est également mauvaise. Les troubles de la compréhension sont assez marqués, mais la malade exécute cependant les ordres simples et même demi-complexes.

L'apraxie idéatoire existe : la malade allume la bougie mais après bien des hésitations et des erreurs.

3° L'apraxie idéo-motrice est modérée. Le pied de nez est exécuté, par contre le double-pied de nez reste inachevé, de même le geste de mettre les doigts en anneaux.

4° Double hémianopsie typique donnant lieu à la conservation du champ maculaire seul avec intégrité de la vision centrale.

Réflexes pupillaires normaux.

Fond d'œil normal.

Examen anatomique : Lésions bilatérales du cerveau.

Hémisphère gauche :

Extérieurement foyer de ramollissement qui frappe un peu plus du 1/3 inférieur de PA, la moitié inférieure de FA et la partie toute postérieure de F

Dans l'ensemble il s'agit du ramollissement dû à l'oblitération des artères prérolandique et rolandique.

On donne, en effet, sur le tronc qui leur donne naissance des lésions d'endartérite, complètement oblitérante en un point.

Après section on constate sur une première coupe passant par le pied de F3 que celui-ci est indemne, tandis que le pied de FA est détruit.

Une deuxième coupe (1 cm. 5 plus haut) montre la destruction du pied de F2 pénétrant en coin dans la substance blanche du centre ovale ; FA et une partie de PA sont également atteints.

A noter, de plus, l'existence d'un petit foyer de ramollissement occipital qui, à la coupe, se montre tout à fait destructif pour les radiations optiques.

Hémisphère droit :

Ramollissement isolé du pli courbe, montrant à la coupe la forme en « coin » typique, pénétrant jusqu'à l'épendyme qui est respecté, et détruisant les radiations optiques.

OBSERVATION N° XVI

(Thèse Maurice Lévy)

Hémiplégie droite à prédominance faciale. Intégrité presque totale du membre inférieur. Marche conservée. Aphasie de Broca à maximum anarthrique et alexie. Ramollissement du territoire pré-rolandique.

Mme Arr..., 76 ans.

Le 11 septembre 1925, début brusque, sans prodromes et sans ictus, par impossibilité de la parole et paralysie faciale droite.

Examen du 15 septembre. — Le malade se présente avec une paralysie faciale droite, nettement prédominante : paralysie faciale de type central, avec abaissement de la commissure buccale de ce côté, effacement du sillon naso-génien, signe du peaucier et phénomène de la face de Pierre Marie et Foix. Déviation de la langue vers la droite.

Pas de troubles de la musculature externe de l'œil ; inégalité pupillaire.

Monoplégie brachiale modérée, mais nette, avec diminution de la force musculaire dans les divers segments du membre.

Membre inférieur droit à peu près indemne : les différents segments ne présentent pas de diminution sensible de la force musculaire.

Réflexes tendineux :

Rotulien droit un peu vif.

Achilléen aboli.

Tricipial droit un peu fort.

Stylo-radial droit faible.

Signe de Babinski bilatéral.

Pas de signe d'incoordination.

Pas de troubles de la sensibilité.

Pas de troubles sphinctériens.

Pas d'hémianopsie.

Troubles de la parole.

Le premier jour, la malade se présentait surtout avec une aphasie motrice, ne proférant que quelques grognements. Ces troubles restent encore marqués. La parole répétée est mauvaise, elle dit oui, non. Mais ne répète nullement les tests énoncés.

La parole spontanée est limitée : on lui demande l'âge de son fils : elle dit trente ans et se tient à ce nombre pour l'âge des différents membres de sa famille et pour le sien, bien qu'elle se rende compte de son erreur (intoxication par le mot) ; dans la dénomination des objets : elle reconnaît une cravate, une cuiller, mais déforme le mot, dit « travate », « tuiller ». On lui montre une chaise, elle dit foyou, se reprend, cherche et dit dé, dé, dé, non, non, non.

Compréhension de la parole : Comprend les ordres simples et demi-complexes, tels que le petit doigt sur le menton, petit doigt sur l'oreille. Mais se perd dans les ordres plus compliqués tels que : « Mettez le petit doigt de la main droite sur l'oreille gauche ».

Lecture : presque impossible, cependant elle semble parfois reconnaître les lettres, mais lit « fort » pour « force » ; elle n'exécute pas les ordres écrits très simples, tels que « tirez la langue » parfois, elle les déchiffre en partie, mais ne semble pas les comprendre. Au cours de cette épreuve, elle a pu cependant une fois lire et exécuter l'ordre « fermez les yeux ».

Ecriture : difficile, elle écrit correctement son prénom, mais se perd dans le reste.

Apraxie : elle exécute correctement le salut militaire, un pied de nez, un double pied de nez, mais incomplètement les anneaux et les tests compliqués.

Tous ces troubles font donc partie de syndrome de l'aphasie de Broca.

Deuxième examen le 11 décembre 1925. — Ne montre pas de grosses modifications.

La parole est limitée à oui, non.

Dénomination des objets :

Epingle : ne trouve pas le mot, n'arrive même pas à le répéter.

Encrier : silence.

Clef : clef.

Crayon : crayon.

Pot à eau : pot à eau.

Compréhension des ordres : bonne pour les ordres simples et semi-complexes.

Petit doigt sur le nez : bien exécuté.

Petit doigt main gauche sur la tête : bien exécuté.

Pouce de la main droite sur l'oreille droite : exécuté partiellement.

Deuxième doigt sur le bout de l'oreille : elle met le troisième doigt sur l'oreille.

L'épreuve des 3 papiers est mal exécutée à deux reprises : elle donne les deux premiers et chiffonne le 3ª.

La lecture reste difficile :

Les ordres simples : « Fermez les yeux, tirez la langue » sont lus partiellement : langue, fermez et ne sont pas exécutés. Il n'y a pas d'alexie littérale, mais la malade semble comprendre moins bien les ordres écrits que les ordres parlés.

L'écriture est presque impossible.

L'écriture reste troublée : on dicte : « Paris est une belle ville » ; elle commence à écrire Paris assez correctement, puis elle s'embrouille pour le reste sans donner de grandes preuves d'aphasie. Celle-ci apparaît quand on lui dicte ensuite : « Il fait beau, je vais aller me promener » ; elle recommence chaque fois à écrire « ville », révélant ainsi l'intoxication du mot. L'écriture copiée est mauvaise.

Pas d'apraxie idéo-motrice.

En somme, l'amélioration est assez légère, l'aphasie reste ce qu'elle était auparavant, surtout à titre d'aphasie de Broca.

La malade est décédée le 27 juillet 1926.

Examen du cerveau : L'artère sylvienne est athéromateuse à partir de son origine, mais non oblitérée. On trouve une deuxième lésion après l'origine de la temporale antérieure qui n'est pas non plus oblitérante. Sur le tronc des artères ascendantes, nouveau foyer athéromateux non oblitérant. Il n'y a pas non plus d'oblitération sur l'artère du sillon pré-rolandique ou la rolandique. Quand au reste du tronc de la sylvienne, à partir de cet endroit, il n'est pas spécialement malade.

Le tronc commun des artères ascendantes est ici très développé et donne toutes les artères ascendantes depuis l'orbito-frontale jusqu'à l'artère du sillon interpariétal inclusivement.

Hémisphère gauche :

Au niveau de la partie inférieure de FA, la méninge est adhérente, a un aspect lactescent qui fait supposer l'existence d'un ramollissement sous-jacent. Mais une fois la méninge ôtée, celui-ci apparaît moins important qu'on ne le pensait.

Sur la corticalité, il existe un petit foyer de FA dans la région operculaire; un autre à l'union de ses 2/5ª inférieurs avec le 3/5ª supérieur et un troisième foyer à l'union de F_2 avec FA En outre, le pied de F_3 paraît un peu petit et ratatiné. La première coupe passe par la région operculaire et montre une lésion cortico-sous-corticale de la région operculaire de FA et du pied de F_3 ; elle montre une lésion sous-corticale importante frappant la partie sous-jacente à FA et la partie adjacente de la partie haute de F_3. PA paraît presque indemne. Pas de lésion macroscopique du territoire postérieur.

Une troisième coupe prenant au-dessous du pied de F montre une lésion beaucoup plus limitée frappant principalement la partie qui unit F_2 à FA. Toujours rien dans le territoire postérieur.

Enfin une section basse passant par le lobe temporal ne montre pas de lésion macroscopique évidente.

Hémisphère droit : aucune lésion macroscopique.

Axe encéphalique et cervelet : macroscopiquement indemnes.

OBSERVATION N° XVII

(Thèse Robert Baldy)

Hémiplégie droite à prédominance crurale. Apraxie gauche à type idéo-moteur. Ramollissement du territoire de la cérébrale antérieure gauche.

Mme Ducl..., 73 ans, administrée à l'hospice d'Ivry, soignée à l'infirmerie pour des phénomènes de congestion pulmonaire, fait un ictus huit jours après son admission.

Examen : Lorsqu'on l'examine la malade est dans un état de demi-coma. On constate une hémiplégie droite flasque, à prédominance crurale.

Au membre inférieur, l'impotence est absolue et le membre retombe lourdement sur le lit.

Au membre supérieur, certains mouvements sont possibles au niveau de la main et des doigts.

C'est une hémiplégie flasque : il n'y a pas de contracture ; les réflexes tendineux sont extrêmement faibles.

Le signe de Babinski est positif.

Les troubles sensitifs paraissent très importants, mais leur recherche est rendue difficile par l'état d'obnubilation de la malade.

Il est difficile de dire si la face est ou non touchée.

La commissure droite paraît abaissée, les traits paraissent un peu effacés à droite, mais le phénomène du facial est aussi net que du côté gauche.

La recherche des troubles du langage est délicate. Cependant la malade ne paraît pas aphasique.

Il n'y a pas d'anarthrie, l'articulation des mots est correcte.

La reconnaissance des objets est bonne, il n'y a pas d'oubli du vocabulaire ; cependant les ordres sont mal exécutés.

Sans doute, les ordres très simples (« Fermez les yeux, tirez la langue ») sont-ils exécutés correctement, mais quand on lui donne des ordres plus compliqués, tels que : « Mettez la main gauche sur la tête ; faites un pied de nez », la malade se contente de répéter ce qu'on lui dit ou de dire : « Oui, oui, oui ».

Cette dissociation entre la dénomitaion des objets, qui est correcte et la mauvaise exécution des ordres paraît relever assez vraisemblablement, pour une part du moins, de *phénomènes d'apraxie* gauche sur l'importance désquels il est difficile de se faire une conviction, l'état de la malade ne permettant pas de pousser très loin l'analyse.

La malade a, par ailleurs, un certain degré d'écholalie et une tendance très marquée à la palilalie.

La mémoire est très défaillante. Interrogée sur son âge, la malade répond qu'elle a 28 ans ou 28 mois. Elle sait cependant qu'elle est née en 1852.

L'intelligence ne paraît pas très touchée. La malade calcule de petites additions et des multiplications très simples.

Elle ne fait pas de soustractions.

Mais, encore une fois, il s'agit d'un ictus récent et ce qu'on emporte de cet examen, c'est la conviction très nette qu'il n'y a pas d'aphasie.

Il ne paraît pas non plus y avoir d'hémianopsie.

En somme, il s'agit d'une hémiplégie droite prédominant sur le membre inférieur avec association de phénomènes d'apraxie gauche.

La malade meurt dix jours plus tard.

Autopsie : L'examen du cerveau, pratiqué le 17 août, montre un ramollissement récent du territoire de la cérébrale antérieure.

On pratique une série de coupes vertico-frontales que l'on étudie d'avant en arrière.

Première coupe (pôle frontal) : le ramollissement commence dès le pôle frontal, n'atteignant cependant à ce niveau que le coin habituel, mais touchant dès ce moment les radiations calleuses de la moitié haute du genou (fig. 28).

Deuxième coupe (passant par le folliculus du noyau coudé) : Même état : ramollissement blanc très classique des radiations calleuses (fig. 29).

Troisième coupe (globules pallidus) : Même état, mais le ramollissement est moins complet, d'aspect fibreux, l'atteinte du corps calleux moins massive (fig. 30).

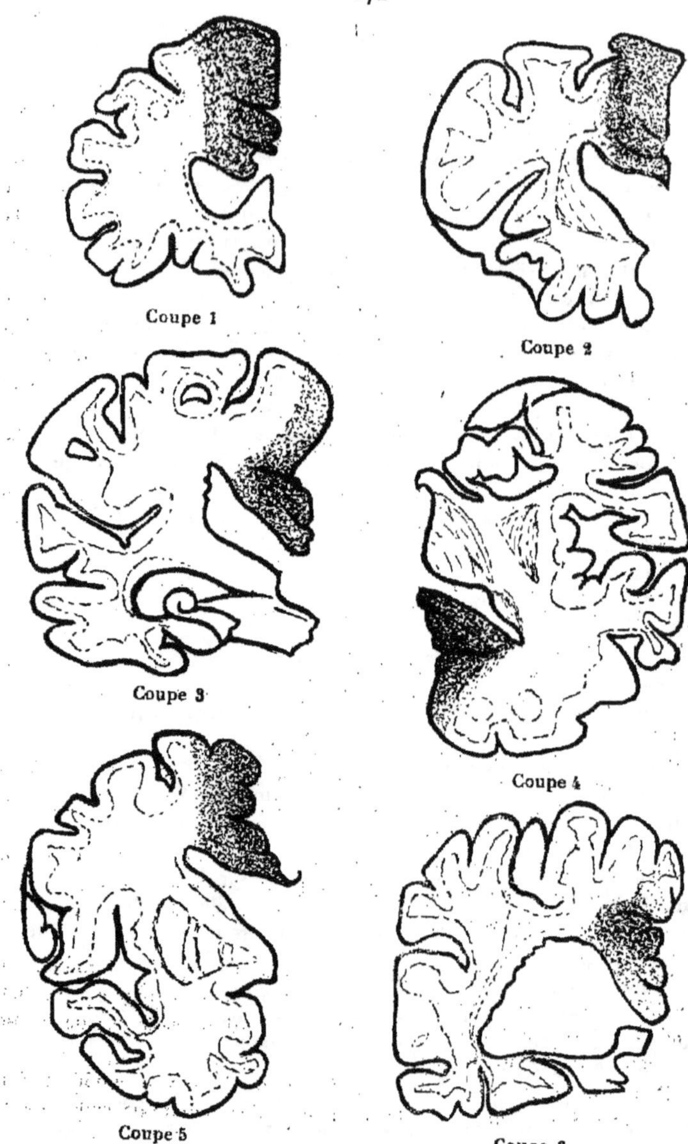

Observation XVII

Coupe 1. — Pôle frontal (noter déjà l'importance de l'atteinte calleuse).
Coupe 2. — Passant par le folliculus du noyau caudé (id).
Coupe 3. — Au niveau du globus pallidus (la lésion calleuse est moins marquée).
Coupe 4. — Au niveau de la couche optique (noter le peu d'importance des lésions de la substance blanche).
Coupe 5. — Passant par la partie postérieure du pulvinar (id).
Coupe 6. — Au niveau du précunéus (l'atteinte du corps calleux est toujours prépondérante).

Quatrième coupe (coupe optique) : Même aspect fibreux et incomplet du ramollissement qui se limite à la partie interne du territoire.

On ne voit pas très bien où siège la lésion qui donne lieu aux phénomènes parétiques brachiaux (fig. 31).

Cinquième coupe (passant par la partie postérieure du pulvinar) : La lésion redevient plus marquée, notamment au niveau du corps calleux, mais son territoire cérébral est toujours assez restreint ; on ne voit toujours pas de lésion expliquant l'atteinte brachiale (fig. 32).

Sixième coupe : La lésion se poursuit au niveau du précunéus, se limitant à ce niveau à la partie adjacente de l'extrémité supérieure du corps calleux (fig. 33).

Etat de l'artère : L'artère cérébrale antérieure est le siège d'une oblitération sensiblement complète, mais sur un trajet peut-être moins long qu'il n'est habituel.

Hémisphère droit : Sur l'hémisphère droit, la lésion calleuse apparaît très nettement.

Le reste du cerveau étudié sur des coupes vertico-frontales ne montre rien d'important à signaler.

OBSERVATION XVIII

(Thèse Robert Baldy)

Hémiplégie gauche à prédominance crurale. Apraxie gauche à type idéo-moteur. Ramollissement du territoire de la cérébrale antérieure droite.

M. Vig..., 62 ans, administré de l'hospice d'Yvry, présente une hémiplégie gauche, des phénomènes apraxiques à type idéo-moteur extrêmement marqués et localisés de ce côté.

Ces divers accidents sont survenus en 1920, brusquement, mais sans aucune perte de la connaissance.

1°. Hémiplégie gauche à grosse prédominance monoplégique.

Les mouvements spontanés, impossibles au niveau du pied, sont possibles, quoique limités, au niveau de la jambe et de la cuisse ; ils sont normaux au membre supérieur et la motricité de la main gauche est à peu près normale.

La force musculaire est très faible au niveau du membre inférieur, elle est plus marquée au niveau du membre supérieur.

Réflexes tendineux vif ;

Clonus du pied ;

Babinski en extension ;

Bien que le peaucier se contracte mal, la face est à peu près indemne.

La démarche se fait à petits pas et le malade traîne la jambe gauche ;

Le déficit intellectuel est notable. Il n'existe pourtant pas de troubles aphasiques. Les ordres sont bien exécutés. La dénomination des objets correcte.

A côtés de ces troubles moteurs existent des troubles sensitifs légers, portant sur toutes les variétés de la sensibilité.

2° Troubles apraxiques gauches à type idéo-moteur.

Ils sont très marqués et leur existence domine véritablement le tableau clinique.

L'exécution des divers mouvements élémentaires est impossible à gauche, mais correcte à droite.

En voici des exemples :

A gauche, le malade ne peut faire un pied de nez, le salut militaire, le geste de menacer du doigt, il ne peut serrer la main, ni mettre son doigt sur le nez, ni faire adieu de la main.

Dans tous ces cas, le mouvement paraît à la fois mal conçu et mal exécuté, et si le malade essaye de le rectifier, il aggrave encore son erreur.

Les mouvements habituels à l'aide d'objets sont impossibles : boutonner et déboutonner un bouton, couper avec des ciseaux.

Enfin, s'il essaye de se peigner, de se brosser de la main gauche, d'enlever un bouchon avec un tire-bouchon, le mouvement est très mal exécuté, très maladroit. Il ne peut faire une chiquenaude, faire claquer les doigts, faire les anneaux, etc. L'ensemble de ces caractères montre donc qu'il s'agit d'une apraxie idéomotrice et non idéatoire. En effet, les actes comportant une série de mouvements élémentaires sont exécutés, quoique maladroitement : le malade peut allumer une bougie avec une boîte d'allumettes, plier un papier et le mettre dans une enveloppe.

Le reste de l'examen ne montre rien d'anormal.

En octobre 1924, sans que le tableau clinique se soit modifié, le malade meurt de pneumonie.

Autopsie (après formolage des centres nerveux) :

EXAMEN EXTÉRIEUR DU CERVEAU DROIT : Au niveau de la partie antérieure du territoire de la cérébrale antérieure, les circonvolutions frontales paraissent affaissées. Lésion très marquée du corps calleux, qui est dégénéré et réduit à l'épaisseur d'une feuille de papier. La lésion frappe les 5/6 moyens du corps calleux et respecte la partie inférieure du genou (au niveau de sa partie haute, ramollissement) et le splénium. En examinant le cerveau au niveau de sa face interne, on aper-

Thèse Robert Baldy

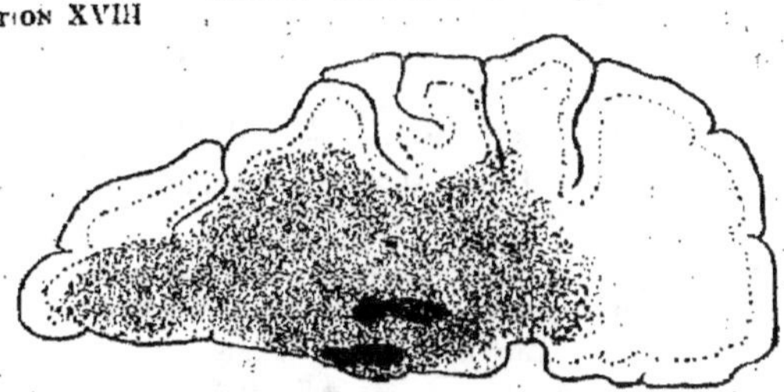

Coupe 1

Coupe 1. — Partie haute du cerveau. Coupe passant par le lobule paracentral. La lésion frappe les trois quarts antérieurs du cerveau. Elle est excavante sur une certaine étendue et respecte relativement le cortex.

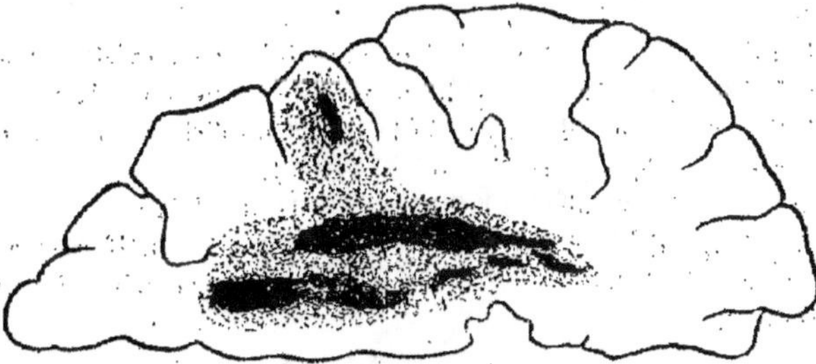

Coupe 2

Coupe 2. — Coupe passant au dessus du corps calleux. Grande étendue de la lésion, intégrité relative du cortex, intégrité du lobe préfrontal.

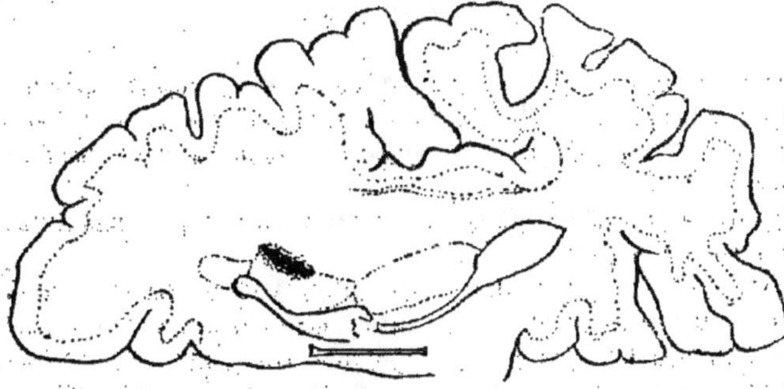

Coupe 3

Coupe 3. — Coupe de Fleisig. Petite lésion accessoire de la capsule interne antérieure. Intégrité du lobe préfrontal.
Le pointillé marque les lésions incomplètes, le noir plein les parties excavées.

çoit, sur le plafond du ventricule latéral, une zone transparente où ne subsiste plus que la paroi épendymaire et qui est dépressible au tact.

Oblitération totale de la cérébrale antérieure au niveau du genou du corps calleux.

Des coupes horizontales sont pratiquées (voir fig. 25, 26, 27).

Coupe 1 (lobule paracentral). Nécrose beaucoup plus étendue portant sur les 3/4 antérieurs du cerveau, le pôle postérieur seul étant complètement respecté. Le ramollissement n'est excavant toutefois qu'à la face interne du lobule paracentral. Le reste de la lésion est mou et présente les caractères du ramollissement blanc.

Coupe 2 (troisième au-dessous du corps calleux). Foyer de ramollissement parallèle à ce dernier et visible par la cavité ventriculaire ; il détruit la substance nerveuse jusqu'à l'épendyme du toit du ventricule latéral. Long de 3 travers de doigt, il est sourtout sous-cortical.

Le cortex est peu lésé.

En dehors de ce foyer et parallèlement à lui, il en existe un autre qui s'étend plus en arrière et envoie un prolongement dans la première circonvolution frontale, au niveau de la partie postérieure de son pied. Petits foyers accessoires en arrière du précédent.

L'ensemble ainsi considéré mesure 4 travers de doigt.

Coupe 3 (coupe de Fleisig). Petit ramollissement cunéiforme au niveau de la capsule interne antérieure. Cette lésion ne dépend pas du foyer principal.

OBSERVATION N° XIX

(Thèse Robert Baldy)

Hémiplégie droite à grosse prédominance crurale. Apraxie bilatérale prédominant à gauche. Phénomènes pseudo-bulbaires avec rire spasmodique très marqué. Ictus terminal à symptomatologie jacksonnienne.

Ramollissement du territoire de la cérébrale antérieure. Ramollissement sylvien terminal.

Mme Man... Lucina, âgée de 59 ans, administrée à l'hospice d'Ivry, nous dit qu'elle est paralysée du côté droit depuis trois ans. Cette paralysie se serait installée brusquement, quoique sans ictus, et aurait porté aussi bien sur la face et le membre supérieur que sur le membre inférieur. Elle aurait été accompagnée de troubles de la parole.

Examen du 8 mai 1926 : Il ne reste actuellement qu'une monoplégie crurale.

Côté droit : Le membre inférieur droit est le siège d'une contracture très forte qui gêne l'examen.

Les réflexes tendineux sont vifs. Le Babinski est positif.

Pas de clonus, pas de phénomènes d'automatisme.

Le membre supérieur est très peu touché. C'est tout au plus s'il est le siège d'un certain taux de contracture avec légère exagération des réflexes. La force est normale à tous les segments ; tous les mouvements sont possibles bien qu'ils soient exécutés avec une certaine maladresse.

A la face il n'y a pas de déviation nette, mais le peaucier se contracte plus faiblement du côté droit.

En somme, les troubles observés au niveau du membre supérieur et de la face sont hors de proportion avec ceux dont le membre inférieur est le siège et l'on peut véritablement parler d'une monoplégie crurale.

Côté gauche : Un examen attentif montre que le côté gauche n'est pas absolument normal. En regardant marcher la malade, on s'aperçoit qu'elle le fait beaucoup plus mal que ne le comporterait le taux de sa paralysie, et on se demande si le membre inférieur gauche lui-même est indemne.

Les mouvements actifs y sont assez mal exécutés.

D'autre part, on retrouve, au niveau du membre supérieur gauche, la même maladresse qu'on avait déjà notée du côté droit. Elle y est même plus marquée.

Une étude plus approfondie montre qu'il existe bien réellement une apraxie bilatérale à prédominance gauche légère mais indubitable. Cette apraxie revêt le type idéo-moteur.

Tels sont les symptômes essentiels.

La sensibilité est normale à tous ses modes.

Pas de troubles oculo-pupillaires.

Pas d'hémianopsie.

La recherche de l'aphasie est difficile, car il existe un rire spasmodique d'une intensité exceptionnelle. L'articulation est à peu près correcte. Le malade reconnaît les objets ; il n'y a pas d'oubli du vocabulaire. Les ordres simples sont exécutés correctement, les ordres demi-complexes le sont mal, les ordres complexes ne le sont pas du tout. La lecture est à peu près correcte. La malade ne sait pas écrire.

En somme, il s'agit d'une hémiparésie droite à grosse prédominance crurale avec apraxie bilatérale, mais plus marquée à gauche.

C'est le tableau habituel des ramollissements du territoire de la cérébrale antérieure. Toutefois, l'on est surpris de l'intensité du rire

Thèse Robert Baldy

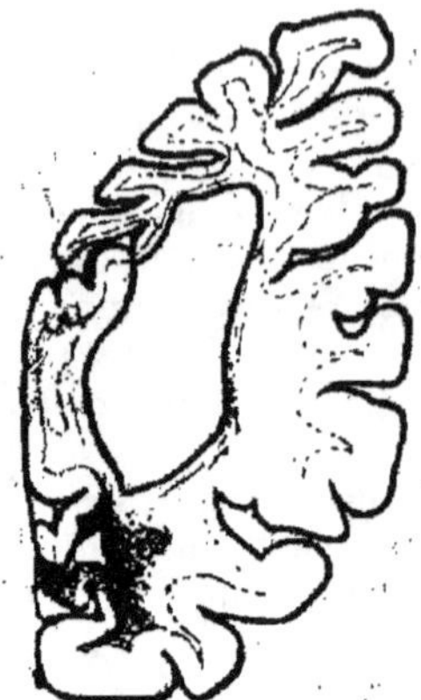

Coupe 3

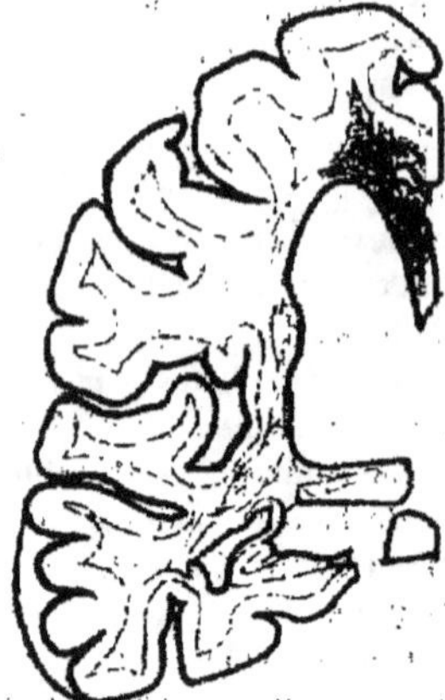

Coupe 4

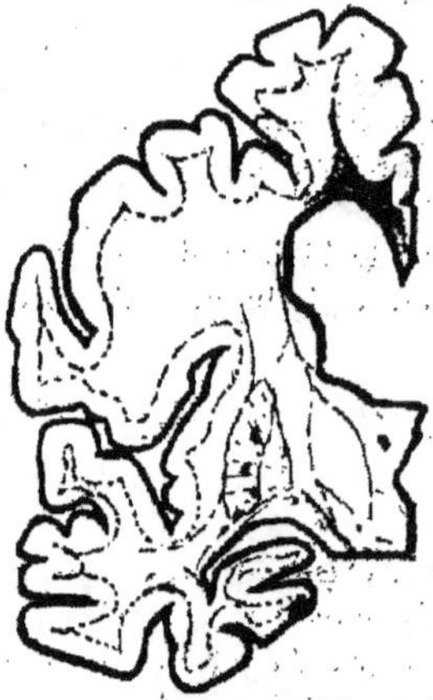

Coupe 5

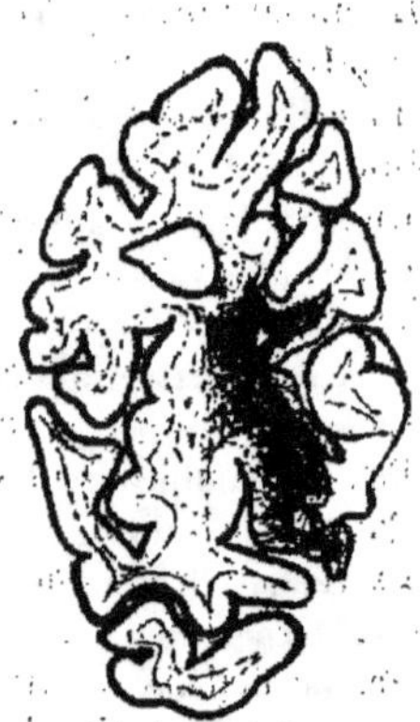

Coupe 6

OBSERVATIONS XIX

Coupe 1 et 2. — N'ont pas été représentées, car elles ne montraient aucune lésion macroscopique.
Coupe 3. — En arrière du genou corps calleux.
Coupe 4. — Région du lobule paracentral.
Coupe 5. — Au niveau du splénium du corps calleux.
Sur toutes ces coupes : noter l'importance des lésions calleuses, constrastant avec la faible intensité des lésions de la subtance blanche.
Coupe 6. — En arrière du splénium du corps calleux.
Remarquer la grosse distension triangulaire.

spasmodique, et on fait quelques réserves sur la possibilité d'un certain taux d'aphasie.

Un mois après cet examen, on voit apparaître de nouveaux phénomènes. La malade se plaint de souffrir beaucoup de la tête. La nuit elle ne dort pas et s'agite ; le jour, elle est plongée dans un état de somnolence. Les signes organiques n'ont pas changé. Toutefois, on note l'existence d'un strabisme intermittent de l'œil droit.

Dix jours plus tard, l'état de somnolence est plus marqué.

Le strabisme porte maintenant sur l'œil gauche.

Il n'y a toujours pas de raideur de la nuque ni de Kernig.

La tension artérielle s'est élevée de 17-10 à 20-12.

La température reste normale.

On remarque que dans les gestes habituels (se frotter les yeux, etc..) la malade se sert plus souvent de la main gauche que de la droite.

Pendant un peu plus d'un mois l'état reste stationnaire, avec quelques alternatives de mieux ou de pire, quand, brusquement, le 28 juillet, la malade fait une crise épileptiforme localisée exclusivement au bras droit et à la moitié droite de la face. Cette crise laisse après elle un renforcement de la contracture au membre supérieur droit et de petites secousses cloniques continues au niveau du bras et de la face. Les secousses persistent pendant quelques jours et disparaissent peu à peu.

La malade meurt quelques semaines plus tard.

Autopsie :

Hémisphère gauche : Pas de méningite apparente.

Les artères sont le siège de lésions athéromateuses étendues. Mais on ne trouve en aucun point d'oblitération complète.

Le cerveau est débité en coupes vertico-frontales distantes de 2 centimètres environ l'une de l'autre. On les étudie d'avant en arrière.

Première coupe (distante de 3 centimètres du pôle frontal). Rien.

Deuxième coupe : La partie profonde de la première circonvolution frontale est un peu plus molle que normalement, mais il n'y a pas de lésion macroscopique.

Troisième coupe (passant par la capsule interna antérieure), on voit une lésion sous-corticale siégeant à la partie profonde de la circonvolution limbique intéressant à ce niveau les radiations calleuses.

Quatrième et cinquième coupes.

Cette lésion s'accentue sur les coupes suivantes et atteint son maximum au niveau du lobule paracentral. Il existe un véritable effondrement des radiations calleuses. Par contre l'atteinte de la substance blanche est remarquablement discrète.

Sur ces coupes on note en outre :

a) Une dilatation ventriculaire marquée.

b) Un léger état lacunaire du putamen.

Sixième coupe (distante de 3 cm. 5 du pôle occipital). On voit apparaître un foyer de ramollissement cortico-sous-cortical dans le territoire de la sylvienne, détruisant le cortex et la substance blanche au niveau de la partie postérieure de P_1 et de P_2, respectant dans une certaine mesure la partie postérieure de P_3 (partie inférieure du pli courbe).

Rien au niveau du cuneus et de la face inférieure du cerveau.

Hémisphère droit : Il existe un certain degré de distension ventriculaire, ainsi que de petites lacunes au niveau du putamen. Rien au cervelet ni à l'axe encéphalique.

Observations cliniques

I. Apraxies mixtes idéatoires idéo-motrices

OBSERVATION XXI

Bon... Alphonse. 63 ans. Aphasie de Broca avec anarthrie : apraxie idéo-motrice bilatérale ; apraxie idéatoire.

Examen du 20 juin 1927 :

Hémiplégie droite à très grosse prédominance bracchiale. Babinsky de ce côté.

Sensibilité : semble pas très troublée.

Yeux : pas d'hémianopsie.

Aphasie : Langage incompréhensible dans lequel on retrouve quelques phrases : « Je n'ai rien ; il n'y a rien du tout ; ce n'est pas comme cela ».

On lui demande son âge ; répond 400, ce qui est bien pris.

Dénomination des objets : paraphasie, jargonaphasie.

Ordres :

    Main sur la tête

    Ouvrez la bouche   non exécutés.

    Fermez les yeux

Ces ordres sont exécutés si on les montre par geste. On note un certain taux d'intoxication par l'ordre ; continue à se lever quand on lui commande de baisser la tête.

Lecture : cécité verbale et littérale.

Écriture : de la main gauche : impossible.

Apraxie :

Idéo-motrice :

Salut militaire : attitude vicieuse de la main qui est posée trop en arrière, presque sur la nuque.

Signe de la croix : main à plat, frappe en bas, en haut, asymétriquement, puis des deux côtés.

Pied de nez : bien.

Salut militaire : même erreur.

Signe de la croix ; très bien.

Envoyer un baiser : baisse la tête, puis fait des mouvements des lèvres ; on lui donne l'exemple : promène sa main au hasard, l'air anxieux, aux environs de la face.

Recommencez : main à plat sur le nez, puis doigts réunis en faisceau sur le nez ; veut faire le bruit labial, n'y arrive pas, mouvements bucco-jugaux sans signification.

Enfin réussit.

Recommencez : nouvel échec ; ah ! non de delà, promène sa main dans une attitude contournée aux abords de la face.

Menacer du poing : très bien.

Menacer du doigt : id.

Escalier en colimaçon : ne semble pas comprendre ce qu'on désire.

Moulin à café : id.

Battre la mesure : on lui donne l'exemple : réussit assez mal. On lui fait chanter la « Marseillaise », grande amélioration.

Salut militaire : met la main à plat sur l'oreille.

Pied de nez : très bien après une première tentative hésitante et erronée. Faire semblant de coudre : bien.

Apraxie idéatoire : Allumer une allumette. La sort de la boîte, la porte au bout de son nez et sur sa joue, puis la remet dans la boîte. On fait partir une allumette pour l'exemple. Il recommence ses erreurs, semblant vouloir frotter l'allumette sur ses dents.

Apraxie bucco-faciale :

Ouvrez la bouche : bien.

Tirez la langue : la tire, ferme la bouche sur elle et cependant lève le regard, tend le front et les muscles du cou.

Gonflez les joues : bien.

Gonflez les joues : hésite, ne bouge plus, tente d'ouvrir la bouche, tire la langue, parle bas, ne parvient pas à exécuter l'ordre.

Tirez la langue : bien.

Mouvement des yeux commandés : normal.

Articulation : Le malade jargonaphasique ne peut pas répéter un seul mot : pour papa, la première syllabe n'est même par articulée.

Le 24 avril 1928 : Mêmes troubles apraxiques idéo-moteurs et idéatoires, mêmes troubles du langage.

Idéatoire : On essaye de faire écrire le malade.

Il prend la plume de la main gauche, essaye d'écrire non sur le papier, mais sur l'encrier.

Allumer sa cigarette : Il met la cigarette correctement dans la bouche, prend une allumette et la porte à ses lèvres. Dans un second essai, remet la cigarette à la bouche et essaye de l'allumer avec la boîte d'allumettes qu'il a entr'ouverte.

Le malade s'est toujours habillé seul. Il a toujours mangé seul. Sa mimique est très expressive aussi bien spontanément qu'à l'occasion des diverses expressions commandées.

Conclusion : grosse apraxie idéo-motrice d'exécution par dyskinésie spatiale, sans intoxication, anarthrie avec apraxie bucco-faciale très importante. Grosse apraxie idéatoire.

OBSERVATION N° XXII

Perreo, 78 ans.

Hémiplégie droite. Aphasie de Broca. Apraxie idéo-motrice et idéatoire.

Mai 1927 :

Hémiplégie droite se marquant surtout à l'occasion de l'évaluation de la force musculaire. Les mouvements spontanés et amples du M. S. sont possibles. Exploration de la sensibilité très difficile, peut-être un certain degré d'hypoesthésie à droite.

Hémianospsie droite.

Aphasie :

Anarthrie : la malade ne dit que oh ! oh ! oh !

Agraphie.

Alexie.

Surdité verbale : comprend et exécute les ordres faciles, mais échoue pour les ordres demi complexes.

Apraxie :

Idéo-motrice : On procède en donnant l'exemple.

Salut militaire : pose sa main à plat sur le côté de la tête ou bien porte ses doigts dans la bouche.

Pied de nez : l'effectue à peu près correctement des deux mains, mais en appuyant le pouce sur les lèvres.

Geste de saluer au loin : bat rythmiquement l'air, mais sans les ondulations utiles pour que le geste ait son sens.

Signe de la croix : à peu près correct.

Menacer du poing : fait le pied de nez incorrect qu'elle a effectué quelques instants avant.

Chiquenaude sur le menton : se prend le menton à deux mains.

Apraxie idéatoire :

Bougie : Nous allumons la bougie devant elle. Dès la première tentative, exécution des plus correctes. Seulement, tandis qu'elle a éteint l'allumette, elle conserve la bougie allumée, la penche vers la paume des mains, se brûle et cependant recommence dans une deuxième tentative, la même erreur, ne laissant tomber l'allumette que lorsque la douleur est assez vive.

Dans une troisième tentative, tire l'allumette et, sans l'allumer l'approche de la mèche ; regard interrogateur, l'allumette non allumée est frottée contre la bougie.

Mai 1928 :

Idéo-motrice :

Signe de la croix : bien.

Pied de nez : cherche, appuie son pouce sur le front, sur les joues, en donne l'exemple, hésite, mais réussit.

Recommencez : erre comme précédemment, puis se met le pouce dans la bouche.

Menacer du poing : bien après exemple, puis seule.

Menacer du doigt : de même.

Seule : pied de nez et salut militaire : ne sait ni comment ni où poser la main.

Moulin à café : bien après exemple.

Envoyer un baiser : bien.

Menacer du poing : bien.

Double anneaux : ne peut pas y arriver.

Faire un nœud : très bien, sans hésitation.

Plier un papier en quatre : très bien.

Mimique commandée : grimaces et autres expressions, n'y arrive pas.

Faire avec une feuille de papier un chapeau de gendarme. Malgré qu'on ait tenté de lui apprendre n'y arrive pas. Il convient de tenir compte de l'âge, de l'hémianopsie, mais les plis qu'elle fait sont très réguliers.

La malade mange seule. Elle s'habille seule dans la mesure où ses forces le lui permettent, pas de gêne dyspraxique.

Articulation : Anartrhie.

Apraxie bucco-faciale :

Ouvrez la bouche : correct.

Fermez les yeux : id.

Tirez la langue : ouvre la bouche, tend les muscles du cou, fait de grands efforts, sans réussir.

Gonfler les joues : ne peut pas.

Se pourlécher : n'y arrive pas.

Il est à noter chez cette malade anarthrique avec grosse apraxie bucco-faciale la disparition de l'expression mimique sur commande, d'habitude celle-ci subsiste. Mais nous soulignons que la mimique spontanée est chez elle extrêmement réduite. Cette difficulté de la mobilisation des traits pouvant s'expliquer par un certain taux de parkinsonisme.

———

OBSERVATION XXIII

Four..., 62 ans.

Aphasie de Broca. Apraxie idéo-motrice. Apraxie idéatoire.

Examen du 5 avril 1928 :

Hémiparésie droite ne laissant guère comme séquelle qu'une paralysie faciale assez nette. Pas de Babinsky à droite. Par contre, il semble exister un Babinsky à gauche ---- autre signe d'atteinte pyramidale.

Sensibilité :

Diminution très légère de la sensibilité superficielle, en particulier la piqûre à droite.

Stéréognosie : normale des deux côtés.

Yeux : hémianopsie à droite très probable.

Aphasie :

Dénomination :

Nez : bien.

Canne : bien.

Sandale : brédouille, on reconnaît semlabe.

Cheveux : très bien.

Cils : id.

Fauteuil : bien.

Mur : ne trouve pas, fait signe qu'il ne sait pas.

Drap : bien.

Ordres : ne comprend que les ordres simples ; très grosses erreurs pour les ordres semi-complexes.

Apraxie :

Idéo-motrice :

Salut militaire : bien.

Pied de nez : hésite, gardant sa main dans la position du salut militaire, appuie le pouce sur le milieu du front, puis sur la racine du nez, enfin sur le bout du nez, en la disposant horizontalement, après avoir essayé d'autres positions.

Signe de croix : appuie sur le front, l'épigastre, se poste aux abords de la joue gauche, puis de la droite sans les toucher.

Menacer du poing et du doigt : on a peine à se faire comprendre, le malade saisit mal ce qu'on attend de lui. On lui donne l'exemple : les gestes sont très reconnaissables, mais cependant imparfaits.

Envoyer un baiser. On lui donne l'exemple : le fait deux fois de la main droite, ne peut pas y arriver de la main gauche, il reste à distance de la bouche, la main hésitante, évoluant dans l'espace.

Frapper à une porte : ne semble pas très bien comprendre. On fait le simulacre de frapper au carreau de vitre, le reproduit très bien.

Moulin à café : très bien.

Escalier en colimaçon : très bien.

Idéatoire : bougie : prend l'allumette et veut allumer la bougie qu'il a auparavant dénommée, sans la faire flamber ; pour réparer, change quatre fois d'allumette et quatre fois recommence.

On allume la bougie sous ses yeux ; il fait partir l'allumette sur le plancher, puis embarrassé, ébauche le geste de porter la bougie à sa bouche ; entretemps l'allumette flambe. Il en prend alors une autre, la frotte sur le dos de la boîte ou dans celle-ci. Après seulement de multiples essais infructueux parvient au succès.

Examen du 28 avril 1928 :

Salut militaire, pied de nez, signe de la croix : très mal exécutés, même type d'erreurs que précédemment.

Geste de menace : bien.

Moulin à café : bien.

Escalier en colimaçon : bien.

Salut militaire et pied de nez : outre les erreurs, intoxication nette.

Les deux anneaux : a beau essayer d'imiter, n'y parvient pas.

8 : y arrive avec de grandes difficultés.

Incapacité d'imiter les attitudes combinées de doigts ou de mains qu'on lui propose.

Le malade fait avec de la ficelle fine plusieurs nœuds successivement, sans difficulté. Il s'habille seul.

Langage articulé : De temps en temps un ou plusieurs mots reconnaissables, sans quoi marmottement dépourvu de sens, sons amorphes.

Mots répétés : papa : bien.

Le corbeau : le pa, le pa, marmottement et signes de désespoir.

Le chien : bien.

Le chien et le berger : le chien et le — : sons sans signification.

Berger : bien.

Apraxie bucco-faciale :

Ouvrez la bouche : bien.

Tirez la langue : hésite beaucoup.

Gonflez les joues : ne peut pas ; les avale, fait saillir les lèvres, tirez la langue : ébauche des mouvements des joues, des lèvres, se recueille, n'y arrive pas, enfin réussit.

Ouvrez la bouche : hésite, y arrive.

Sifflez : assez mal ; soufflez mal, mais restes de paralysie faciale.

***

OBSERVATION N° XXIV

Mont..., 64 ans.

Aphasie de Wernicke, gros déficit psychique.

Apraxie idéo-motrice qui ne se révèle guère que dans l'imitation.

Grosse apraxie idéatoire.

Bonjour Madame. — Bonjour Monsieur.

D. Comment ça va-t-il ? R. Très bien merci.

D. Quel âge avez-vous ? — R. 66, 70, 72. J'ai peut-être plus que ça.

D. Où êtes-vous ici ? — R. Je suis à Sainte-Anne, chez ma fille.

D. Me connaissez-vous. — R. Non, je ne vous connais pas, non.

D. Comment s'appelle votre fille ? — R. Auguste Aub (erreur).

D. En quelle année sommes-nous ? — Je ne sais pas, 50, 60, 61.

D. Racontez-moi le petit Poucet ? — R. Il allait à l'école et portait son manger sur l'épaule. Son manger et sa brique, c'était pour son chat. Il l'avait serré et l'a ramassé. Voilà que le médecin, comment on l'appelle celui qui portait les eaux de la Vanne. Ils l'ont pris et il a été à la boîte au sucre. Il a mangé le sel.

D. Mais ce petit Poucet, que lui est-il arrivé ? R. Il était gourmand ; il a été à la boître au sucre. Il a mangé le sel.

Dénomination :

Nez

Menton   bien.

Œil

Pied

Bas

Jupon

Chaise : robe, jupon.

Ongle : bas.

Capote : caraco.

Cheveux : bien.

Fauteuil : fou-fau-foulard.

Oreille : bien.

Boîte d'allumettes : bas.

Porte-plume : ça c'est le bas.

Cravate : bon.

Chausson : bon.

Drap de lit : bas.

Pantalon : chaussette.

Ordres :

Ouvrez la bouche : bien.

Fermez les yeux : id.

Mettez le pouce sur le bout du nez : y met l'index.

Où est le pouce ? Le montre. Mettez-le sur le bout du nez ? Le met sur la langue.

D. Grattez-vous l'oreille : bien. — R. Je l'ai grattée, faut-il que je la gratte encore ? Je me repose alors.

D. Voulez-vous vous tirer l'oreille gauche avec la main droite (le fait de la main gauche) — R. Faut-il que l'autre je la prenne aussi ? Le fait.

Savez-vous lire ? : presque pas. Vous n'avez jamais su lire ? : Je sais lire un peu, presque pas.

Apraxie idéo-motrice.

Ordres :

Pied de nez

Signe de croix

Envoyer un baiser

Menacer du poing   bien

Menacer du doigt

Saluer de la main

Moulin à café

Escalier en colimaçon, crécelle : ne sait pas ce que c'est.

Mais si les mouvements sont parfaitement exécutés sur ordre, il apparaît un gros déficit électif de l'imitation.

Les deux anneaux et le huit, n'y arrive pas, malgré de gros efforts de copie.

Mais même le signe de la croix, le pied de nez, le salut militaire qu'elle fait bien spontanément, elle les exécute plutôt imparfaitement sur exemple et difficilement. Même à plusieurs reprises l'imitation ne rappelait que faiblement le modèle ; pour le salut militaire, tient les doigts écartés assez loin de la tête.

A l'occasion du double pied de nez, n'arrive pas à disposer convenablement les deux mains et omet de poser le pouce sur le bout du nez.

Faire un nœud : n'y arrive pas, mais si on appuie la ficelle à un support quoique avec peine, elle y arrive.

Apraxie idéatoire :

1) On donne la bougie sans allumettes : la remue, ne demande rien.

On donne les allumettes. Elle ouvre la boîte, la tire de l'étui qu'elle garde seul : « Il n'y a donc plus rien dedans », dit-elle. On lui montre la boîte. Ah ! Oui. Elle prend une allumette, la frotte contre la bougie.

D. Qu'est-ce que c'est qu'une allumette ? A quoi ça sert-il ? — R. A allumer le feu.

On fait partir l'allumette. Elle dispose la flamme sur le milieu de la bougie ; on allume une nouvelle allumette ; elle la présente alors seulement à la mèche.

2) On lui présente un crayon : D. Qu'est-ce ? R. : un plumier.

D. Non c'est un crayon, à quoi sert-il ? — R. A écrire ; elle fait le simulacre.

D. Allumez la bougie ? Elle frotte le crayon contre elle : ah ! ce cochon.

D. A quoi donc servent les crayons ? — R. Les allumettes, les crayons, ça sert à allumer ça et puis on ne peut pas les allumer.

3) On remue ostensiblement et bruyamment la boîte d'allumettes, qui est présentée ouverte. Elle frotte la mine du crayon contre le boîtier sans tenir compte des allumettes : « Ah ! c'est fort, c'est malheureux ça ! »

4) On l'allume devant elle : Vous l'allumez tout d'un coup ! Elle recommence à frotter la bougie contre la boîte. « C'est rigolo ça ! C'est malheureux de ne pas pouvoir allumer cette chandelle là ». Elle la frotte contre le dossier d'une chaise.

Enveloppe : Elle reconnaît le papier — c'est du papier, l'enveloppe c'est pour coller si on écrit dessus. Mais elle ne sait que faire de l'un et de l'autre; passe la langue sur un des bords fixés de l'enveloppe : « C'est curieux, ça ne colle pas » ; puis enfile le papier sous le volet flottant de l'enveloppe : « Oh là là ! » ; ne pense même pas à plier le papier et renonce à poursuivre.

Articulation : Aucun trouble, répète tous les mots proposés : Notre père qui êtes aux cieux et continue sans erreur jusqu'au bout.

Elle chante bien la « Marseillaise », « Malborough », mais vers la fin invente les paroles. « Au clair de la lune » est chanté intégralement. Mais lorsque au lieu de le chanter elle doit réciter le texte, elle invente entièrement.

Apraxie bucco-faciale : très légers stigmates.

Ouvrez la bouche;
Tirez la langue
Sifflez   très bien à diverses reprises.
Soufflez
Léchez vos lèvres.

N'arrive pas à gonfler les joues à plusieurs reprises ; se contracte en vain ; d'autre fois, tend à reproduire le geste précédent et ne parvient pas à exécuter l'ordre.

Mouvements des yeux commandés : normaux.

Écriture : ne peut même pas écrire son nom ; incapacité de rien copier.

Lecture : reconnaît seulement quelques lettres.

La malade présente dans sa façon d'être une grande déchéance : gâte, mangerait ses matières si on ne la surveillait pas ; on la fait manger. On l'a vue, à diverses reprises, essayant de manger l'assiette au lieu du contenu.

OBSERVATION N° XXV

Fedm..., 63 ans.

Aphasie de Wernicke, apraxie idéo-motrice d'exécution, apraxie idéatoire.

Hémiparésie droite, Babinsky en extension de ce côté.

Sensibilité :

Tact : très diminué.

Piqûre id.

Stéréognosie : abolie.

Attitude : impossible à rechercher.

Aphasie. :

Ciseaux, nez bouche, petit doigt, yeux : bien.

Oreille : orège, oreille.

Ongle : ne sait pas.

Clé : mèche, mèche. Non, je ne peux pas.

Épingle de nourrice : ne sait pas.

Bougie : bouchère, boucher.

Cravate : ne sait pas.

Ordres : simples : bien.

Ordres : demi-complexes : grosses erreurs.

Écriture : écrit son nom, même Paris, mais incapable de mots ou de phrases, même courtes, spontanément écrites ; par contre peut recopier : il fait beau aujourd'hui, fort lisiblement.

Lecture : lit de-ci, de-là un mot dans une phrase de six à huit mots. Peut lire : ouvrez la bouche. Grosses erreurs dans la lecture des lettres isolées ou des chiffres.

Articulation : parole abondante, mais échappe souvent. Impossibilité de répéter un lambeau de phrase. Souvent, au cours de la répétition, il lui revient un mot antérieurement prononcé.

Apraxie :

Idéo-motrice :

Salut militaire : applique le talon de la main au sommet du crâne.

Signe de croix : touché le front, le menton, puis chaque joue, et tandis que nous la faisons recommencer, s'éloigne de plus en plus du visage, élargit le geste et bientôt semble donner une bénédiction.

Pied de nez : écarte les doigts et tient sa main étalée, face à son visage.

Envoyer un baiser : bien.

Faire les cornes : n'y arrive pas, ne parvient pas à étendre chaque index, les autres doigts demeurant fléchis et à les placer symétriquement de chaque côté du front.

La malade s'habille seule, mange seule très convenablement.

Idéatoire :

Bougie : très mauvais, frotte l'allumette contre la bougie.

On dispose près d'elle une épingle double, la frotte contre la bougie pour l'allumer.

On dispose, un autre jour, une règle à côté de la bougie et on lui dit : « allumez ». Elle répond : « mais feu ». — Vous avez tout ce qu'il faut ; alors elle s'évertue à frotter la règle contre la bougie. On lui présente une boîte d'allumettes et on lui dit : « puisque vous n'y arrivez pas, essayez autre chose ». A des difficultés à ouvrir la boîte ; enfin, tire l'allumette et après l'avoir frottée deux ou trois fois contre la bougie, la fait partir sur la boîte.

Au cours d'un autre exercice, elle appelle des ciseaux, couteau et s'en sert pour écrire. On se sert des ciseaux devant elle ; elle laisse entendre « je m'en servais pour écrire, il n'est pas étonnant que je n'aie pas réussi ».

Quelques instants après elle entr'ouvre les ciseaux, ne semble pas savoir quel usage en faire ; on lui dit : « écrivez votre nom », elle répond avec ça ? Puis laisse les ciseaux et prend la plume.

On lui dit : « servez-vous des ciseaux », elle essaie encore d'écrire. On lui coupe du papier devant elle. « Servez-vous des ciseaux » : essaye à nouveau d'écrire. Après un nouvel exemple découpe fort habilement du papier.

OBSERVATION N° XXVI

Sudr..., 52 ans.

Grosse hémiplégie droite en contracture. Aphasie de Broca. Anarthrie et grosse apraxie bucco-faciale. Apraxie idéo-motrice par dyskinésie spatiale et idéatoire.

Le 13 juillet 1927 :

Début impossible à préciser : grosse hémiplégie droite en contracture.

La malade n'articule pas un seul mot ; dit : di-di-di.

Rire spasmodique, presque incessant. D'après ses voisines du dortoir comprendrait à peu près tout ce qu'on lui dit ; le rire spasmodique empêche la vérification précise, cependant il semble qu'il y ait un certain taux de surdité verbale.

Apraxie idéo-motrice : On procède par l'exemple.

Salut militaire : à peu près correct ; peut le recommencer seule.

Pied de nez : pose le pouce sur la bouche avec persistance.

Signe de la croix : le fait bien une fois, ne peut plus le réussir ; part de l'épaule gauche, reste en panne ou bien frappe le front sans pouvoir aller plus loin, recommence et réussit.

Salut militaire : met la main à plat sur la figure, ou bien ébauche un pied de nez, enfin réussit.

Pied de nez : fait un salut militaire en appliquant la paume au coin de la bouche.

Marionnettes : Impossible.

Se gratter : agite le poing sur le menton.

Battre la mesure : ne peut pas.

Geste d'attraper une mouche : ne peut pas.

Menacer du poing : bien.

Envoyer un baiser : pas la moindre ébauche de geste.

Apraxie bucco-faciale :

Siffler : impossible, réfléchit, s'immobilise, ne peut pas déclancher le moindre mouvement des lèvres.

Souffler : ne peut pas, même attitude, puis mobilisation légère des lèvres.

Tirer la langue : ne peut pas ; appuie de la main sur le menton, faisant le geste de l'abaisser.

Apraxie idéatoire : malgré l'exemple, frotte l'allumette non allumée sur la mèche et s'en tient là.

Le 3 mai :

Apraxie idéo-motrice :

Pied de nez : même avec exemple, met le pouce sur la bouche.

Signe de croix : seule : bien.

Menacer du poing : seule : bien.

Moulin à café : bien.

En conclusion : grosse apraxie d'exécution avec prédominance du trouble de l'utilisation spatiale, intoxication peu accusée.

Anarthrie avec très grosse apraxie bucco-faciale.

II. Apraxies idéo-motrices d'évocation

OBSERVATION N° XXVII

Aphasie de Broca. Apraxie idéo-motrice d'évocation. Légers stigmates d'apraxie idéatoire.

Trands..., 84 ans.

Ictus en février 1922, très légères séquelles hémiparétiques à droite, sensibilité difficile à explorer, ne semble pas très diminuée. Si elle l'est, il ne semble pas qu'il y ait astéréognosie (la malade se prête très mal aux examens).

Pas d'hémianopsie.

Aphasie :

Dénomination des objets : gros déficit, grosse intoxication par le mot ; paraphasie.

Exécute les ordres très simples, exécution très imparfaite des ordres demi-complexes.

Articulation : prononce très distinctement certains lambeaux de phrases, mais à d'autres moments prononce sans difficultés apparente des vocables incompréhensibles.

Ne sait ni lire, ni écrire.

Apraxie : juillet 1927 :

Salut militaire : bien des deux mains.

Pied de nez : fait le salut militaire, dit : non ! je ne sais plus; puis tenant le pouce et l'index pincés, les pose sur le bout du nez.

Pied de nez : le fait bien.

Signe de la croix : bien.

Envoyer un baiser : fait le salut militaire, puis le pied de nez : ma parole d'honneur, je ne me le rappelle pas. Enfin l'effectue correctement.

Battre la mesure : je ne me le rappelle plus. On lui montre. Agite le bras de façon désordonnée.

Anneau simple : pouce et index de la main droite. L'effectue bien. Anneau double, l'imite bien, mais avec effort.

Apraxie idéatoire : Prend l'allumette, la frotte adroitement contre la mèche de la bougie ou sur son ongle, s'exaspère, ne réussit pas.

On lui fait deux démonstrations : réussit fort bien.

Le 5 septembre 1927 : Il se confirme qu'il s'agit avant tout d'apraxie d'évocation, par exemple au cours du même examen, nous avons, à plusieurs reprises demandé le salut militaire : « Je ne sais pas » ; on

13 M.

insiste : le salut que font les soldats ; « je comprends bien », dit-elle, d'un air un peu courroucé qu'on veuille le lui expliquer.

Il suffit qu'on donne l'exemple, l'imitation est parfaite.

Un moment après, nous le redemandons, le fait très bien ; nous y revenons encore plus tard. : très bien.

Donnant l'exemple nous faisons imiter :

Salut militaire.

Pied de nez.

Signe de croix.

Salut au loin de la main.

Gronder en menaçant du doigt.

Menacer du poing.

Battre la mesure.

L'imitation ne révèle aucune erreur. Toutefois les deux anneaux n'ont pu être reproduits.

La malade plie très bien sa serviette, mange très bien, met sans difficulté une lettre dans l'enveloppe.

Apraxie idéatoire : Allume très bien la bougie.

Mais le 18 septembre commence par vouloir frotter l'allumette contre la bougie, corrige ensuite seule.

Apraxie bucco-faciale

Siffler : Essai de placer convenablement lèvres : crie o-u, puis, cessant l'effort : il n'y a

Souffler : bien :

Tirer la langue : même disposition des lèvres que pour siffler et, de plus, ouvre les yeux tout

Gonfler les joues : bien.   m

Se pourlécher : grimace en plissant les lèvres alternativement à droite et à gauche, dévie en même temps les yeux dans le même sens en criant : o ! o ! o !

Il semble donc que dans ce cas le trouble apraxique soit à la base mnésique. La malade n'évoque pas ou n'évoque qu'imparfaitement le geste demandé, de fait l'imitation est presque toujours sans erreur, sans hésitation, l'élément spatial n'intervient pas.

Par contre, grosse apraxie bucco-faciale avec troubles aphasiques du type Wernicke. Impossibilité d'évoquer le mot propre. Surdité verbale. Mais aussi perturbation qui est plus que de la jargonaphasie, bredouillement sans effort apparent, puis peut être relevé par de l'évocation, mais de l'expression.

Enfin menus stigmates d'apraxie idéatoire ; ils n'ont été nets qu'une fois. Au cours des divers examens ultérieurs, l'erreur tendait à se reproduire, mais la malade la réparait spontanément.

OBSERVATION N° XXVIII

Cord..., 60 ans.
Aphasie de Wernicke.
Apraxie idéo-motrice d'évocation.
Examen : 2 avril 1928.
Ictus il y a 2 ans.
Pas de signes d'hémiplégie droite.
Hémianopsie latérale homonyme.
Aphasie :
Oreille : ne sait pas.
Menton : ne sait pas.
Dénomination : nez, bouche, œil, oreille, doigt, lèvre.
Cheveux : non dénommés, fait signe qu'il ne sait pas.
Drap : ne sait pas.
Chaise : une gende.
Ordres : ouvrez la bouche, asseyez-vous : bons.
Mettez votre pouce sur le bout de votre nez : le met dans la bouche.
Déboutonnez le col de votre chemise : bien.
Voulez-vous prendre la chaise qui est à votre gauche et la mettre à votre droite : s'assied sur la chaise à sa droite.
Seuls donc les ordres simples sont compris.
Lecture : Paris est une jolie ville : ne reconnaît rien.
Paris, seul : est reconnu.
Lunéville : lit 75, puis 79.
Père : lit 79.
Fermez la bouche : lit 75-79.
Écriture : Écrit lisiblement son nom, rarement les lettres.
Calcul : très gros trouble.
Articulation : Aucun trouble. Chaque mot prononcé l'est très distinctement.
Apraxie :
Idéatoire : absente :
Idéo-motrice :
Salut militaire : très correct.
Signe de la croix : hésite, semble vouloir recommencer le salut militaire, mais ne déclanche rien, disant : je ne sais pas.
Pied de nez : ne sait pas.
Envoyez un baiser : très bien.
Menacer du poing : très bien.
Pied de nez : cette fois rapproche les extrémités de ses doigts et les applique sur son nez.

On lui donne l'exemple, effectue alors parfaitement le test.

Qu'est-ce qu'un moulin à café : fait le geste de moudre du café.

Tous les gestes que le malade ne savait pas faire, nous les avons exécutés devant lui. Il les a parfaitement reproduits. Nous n'avions noté aucune erreur dans la direction des mouvements.

Le 4 mai :

Salut militaire : Je ne me rappelle pas, cherche, essaie d'ébaucher le geste qu'il n'arrive pas à évoquer. On le fait devant lui ; l'imite très bien.

Pied de nez : garde les doigts dans la disposition du salut militaire et les place sur le nez, donc intoxication légère.

Signe de la croix : je ne me rappelle pas : l'imite bien.

Envoyer un baiser : je ne me le rappelle pas : imitation parfaite.

Saluer de la main : idem.

Menacer du poing : idem.

Menacer du doigt : idem.

Deux anneaux huit : très bien imités, de même les diverses attitudes données aux mains : double pied de nez, une main dans le prolongement de l'autre ou bien perpendiculairement à elle, battre la mesure : bien.

Faire un nœud : très bien.

Plier une feuille de papier en quatre : très bien.

S'habille, fait sa toilette, mange seul.

Mimique : très bien.

Apraxie bucco-faciale : nulle pour les épreuves ordinaires, mais ne peut pas arriver à faire claquer la langue au palais. Toutefois, la répétition même du mot papa est impossible. Le malade dit : « Je ne peux pas », ses tentatives de répétition sont marquées par l'articulation de lambeaux de phrases entièrement différents du vocable attendu, tantôt les mots en sont nets, tantôt inintelligibles (nous rappelons que son élocution spontanée est parfaitement articulée).

Idéatoire : rien.

En conclusion : apraxie uniquement d'évocation, se marquant par la répétition exacte de tous les tests proposés.

III. Apraxies idéo-motrices d'exécution : dyskinésie spatiale isolée

OBSERVATION XXIX

Rev... H..., 64 ans.

Aphasie de Wernicke.

Apraxie idéo-motrice à type de dyskinésie spatiale.

En décembre 1926, intallation assez subite après une série de petits ictus d'une paralysie facio-brachiale gauche, ainsi que de l'aphasie et de l'apraxie idéo-motrice.

Examen :

A) Neurologique.

Motricité : simple parésie brachiale droite.

Sensibilité :

Superficielle :

Piqûre : normale.

Tact : id.

Thermique : petites erreurs aux extrémités digitales.

Stéréognosie : *à droite.*

Crayon : reconnu.

Boîte en carton : id.

Boîte en métal : id.

Pièce de 2 fr. : n'a reconnu que la nature métallique, n'a pas identifié la pièce.

Sa montre : ne la reconnaît pas.

A gauche : l'astéréognosie est moins évidente. Les objets usuels sont facilement reconnus, de même les pièces de monnaie, sauf une erreur : 10 centimes en bronze pris pour 5 fr.

B) Aphasie :

Il y a un grand nombre d'objets que le malade ne sait pas nommer. Ce qui domine, c'est la paralysie et l'intoxication par le mot.

Exécute correctement les ordres simples, mais échoue dans les ordres plus compliqués : pouce gauche sur l'oreille droite.

Epreuve des 3 papiers : échoue.

Calcul :

$2 + 2 = 4.$

$4 + 4 = 8.$

$8 + 8 = 16.$

$16 + 16 = 32.$

$32 + 32 = 64.$

$2 + 3 = 3 + 3$
$3 + 2 = 4.$
$5 + 7 = 10.$
Soustraction :
$10 - 5 = 5.$
$20 - 10 = 10.$
$30 - 15 = 15.$
$60 - 30 = 3 - 15 - 30.$
$9 - 7 = 2.$
$32 - 16 = 8.$
Multiplication :
$8 \times 4 = 8.$
$8 \times 8 = 16.$
Lecture : des chiffres :
4 : 10, 20, 4.
2 : 10.
85 : 85.
18 : 81, 108.
21 : 201.
821 : 821.
128 : 100, 200, 108, 800.

Lit à peu près les lettres, quelques noms, le Petit Journal, un titre d'article : l'affaire des mitrailleuses l'affaire de... ne peut pas continuer, intoxiqué par journal.

Écriture : spontanée ou copiée : absolument informe, une série de ronds chevauchant les uns sur les autres.

Apraxie :

Idéo-motrice : très marquée, à type de dyskinésie spatiale. Imitation aussi mauvaise que l'exécution spontanée, bien que le malade analyse le mouvement et sache dire, par exemple, que le salut militaire se fait en disposant la main à tel endroit.

Très peu d'intoxication. Cependant, de l'erreur de localisation, il semble qu'il y ait toujours reproduction de la même erreur.

La surdité verbale du sujet rend la multiplication des exercices difficiles. Mais on a l'assurance que chaque ordre est suivi d'une tentative d'exécution, à condition qu'il soit compris. Il n'y a pas de perturbation amnésique ou dysmnésique du geste.

Le malade s'habille lui-même.

Idéatoire : absence.

OBSERVATION N° XXX

Cont..., 58 ans.

Anarthrie : grosse apraxie bucco-faciale. Apraxie idéo-motrice limitée à certains gestes très spéciaux.

Hémiplégie droite en contracture légère, avec troubles marqués de la sensibilité profonde de ce côté (astéréognosie).

Aphasie :

Anarthrie : ne peut dire que tite.

Ordres : simples : bien exécutés.

Demi-complexes : erreurs très légères.

Epreuve des 3 papiers bien exécutée.

La malade joue parfaitement à « pigeon vole ».

Alexie : à peu près complète.

Ecriture : écrit spontanément et copie son nom ; pas davantage.

Apraxie idéo-motrice :

Signe de la croix, salut militaire, pied de nez simple et double, menacer du doigt, du poing, escalier en colimaçon, moulin à café : très bien.

a) Par contre ne peut pas faire une chiquenaude de la main droite ou de la gauche ; elle fait claquer les doigts, intoxication par ce geste. On la lui fait exécuter passivement, elle continue seule. On lui demande alors de faire claquer les doigts ; elle n'y parvient pas, continue la chiquenaude (intoxication par le geste précédent).

Après un arrêt y arrive, mais avec grand effort, en contractant tous ses muscles.

Nous faisons le geste de frotter pouce et index rapidement l'un contre l'autre : ne peut pas l'imiter, fait claquer les doigts.

Par contre immédiatement après la malade le fait pour effiler l'extrémité du fil dont elle va enfiler l'aiguille ; de même toujours de la main gauche, elle fait le nœud sans difficulté et coud.

b) Grosse difficulté à imiter les deux anneaux, le 8, plusieurs erreurs avant de réussir.

c) De même la malade qui réussit le signe de la croix ne parvient pas à faire le geste de bénir.

Apraxie bucco-faciale :

Siffler : longue réflexion, ébauche de mouvements des lèvres et des joues, plusieurs tentatives sans que le son vienne, enfin réussite.

Gonfler les joues : tend les lèvres comme pour siffler, les remet en place, s'impatiente, disant « non, non », essaie en vain de mobiliser les joues ; puis parvient à les gonfler.

Tirez la langue : bien.

Ouvrez la bouche : l'ouvrir et en même temps tire la langue « sans tirer la langue » n'y parvient pas ; ferme la bouche, rentre la langue, lente le mouvement, ébauche de faux départs inutiles.

Faire claquer la langue au palais : impossible.

Apraxie idéatoire : inexistante.

Le trouble gestuel est ici très limité ; il ne touche pas les gestes symboliques, se limite à certains gestes dépourvus de sens : claquement de doigts, chiquenaude où tout le jeu consiste à déplacer les doigts dans un certain rapport réciproque et encore ces gestes dès qu'ils prennent une signification (effiler le fil) sont-ils très adroitement exécutés. Le trouble se marque encore dans l'imitation des figures exécutées par les mains (anneaux) et une seule fois à l'occasion d'un dessin dans l'espace (geste de tenir, le signe de croix s'effectuant toujours).

Le malade anarthrique présente une grosse apraxie buccale, la coexistence de ces stigmates bucco-faciaux et de l'anarthrie se vérifia d'une façon constante d'où notre penchant à considérer l'anarthrie comme une apraxie spécialisée du jeu de la phonation.

OBSERVATION N° XXXI

And..., 43 ans.

Apraxie idéo-motrice où domine la dyskinésie spatiale qui apparaît surtout dans l'imitation.

Ictus ayant laissé une aphasie de Wernicke et de l'apraxie idéo-motrice, sans manifestations hémiplégiques.

Dénomination : beaucoup d'objets sont dénommés.

Ordres : simples, exécutés ; demi complexes :

Voulez-vous vous gratter le nez, voulez-vous vous gratter l'oreille : exécutés.

Voulez-vous mettre le pouce de la main droite au bout du nez : reste à distance du nez.

Epreuve des trois papiers : 2 premiers temps exécutés, 3e incorrect.

Ecriture : écrit spontanément son nom et les chiffres. Erreurs pour les nombres même de 2 chiffres. L'écriture copiée est impossible. Le malade trace bien des lettres, mais qui ne reproduisent pas les mots du texte.

Lecture : Reconnaît quelques lettres, ne semble reconnaître qu'un mot de-ci, -de-là.

Apraxie :

Idéatoire : absente.

Idéo-motrice : 1er examen :

Salut militaire : bien.

Signe de la croix : grosse intoxication par le pied de nez se marquant dans l'attitude de la main.

Menacer du poing, gronder un enfant en le menaçant du poing : bien sans la moindre hésitation.

Envoyer un baiser : bien.

Geste de moudre du café pour exprimer ce qu'est un moulin à café dont on lui a demandé la définition : très bien, sans hésitation.

Escalier en colimaçon : idem.

Mais la malade échoue dès que nous voulons lui faire reproduire des images que nous composons avec nos doigts : anneau, huit de chiffre. Il nous observe, étudie la disposition de nos doigts, s'essaye à la reproduire, mais n'y parvient pas.

Quelques jours plus tard l'examen montrera les mêmes possibilités et impossibilités.

Salut militaire : bien.

Pied de nez : bien.

Signe de la croix : la main restant est allée comme pour le pied de nez, essaie d'ébaucher le geste, hésite, puis semble taper à plusieurs reprises divers points de son visage, enfin ébauche un mouvement circulaire autour de la face.

Battre la mesure : déplace le bras, dans l'espace, de manière un peu incoordonnée.

Signe de la croix. Semble tracer un trait longitudinal sur la face.

Envoyer un baiser : bon.

Menacer du poing : bon.

Gronder un enfant : bon.

Escalier en colimaçon, moulin à café., déboucher une bouteille (geste), se servir des ciseaux, lancer du mortier avec la truelle (le malade est maçon) : bon.

Mais imiter les anneaux, faire selon l'exemple un huit avec les doigts, en somme imiter les attitudes digitales ou des membres données en exemple, lui est impossible.

3° examen : un mois ½ après le premier.

Signe de la croix : aussi mauvais qu'auparavant.

Joindre les mains comme pour implorer, faire semblant de frapper à une porte, faire semblant d'attraper une mouche, faire semblant de brosser, faire les cornes : bien.

Faire semblant de jouer de la flûte : très mauvais.

Prêter serment : bien.

Signe de croix : très mauvais.

De plus, le malade pour marquer le milieu d'une ligne tracée par nous a commis des erreurs notables, causant une asymétrie criante.

Conclusion : Il s'agit ici avant tout de dyskinésie spatiale, laquelle se montre très peu dans les gestes spontanés, mais s'avère dans l'imitation où elle est très accusée.

IV. Apraxie mixte idéatoire et idéo-motrice d'exécution par persévération atonique

OBSERVATION N° XXXII

Trébs... Caroline, 62 ans.

Aphasie de Wernicke.

Apraxie idéo-motrice d'exécution surtout par intoxication, parfois trouble de l'émiation. Imitation bonne.

Ictus il y a 3 ans sur lequel la malade ne peut pas donner de renseignement précis ; psychisme lent, assez notablement affaissé.

Examen le 18 février 1927 :

Pas de séquelles neurologiques autre qu'une très légère parésie faciale droite. Pas d'hémianopsie.

Aphasie :

Dénomination des objets :

Bougie : bien.

Allumettes : bien.

Pièce de 1 fr. : 1 sou.

Cravate : allumettes.

Col : col.

Cruche : allumettes, puis crayon.

Bol : bien.

Ciseaux : ne sait pas.

Ordres simples : exécutés.

Demi-complexes : erronés.

Articulation : bonne.

Agraphie : troubles très accentués aussi bien dans l'écriture spontanée que copiée.

Apraxie :

Idéo-motrice :

Salut militaire : fait le signe de la croix.

Envoyer un baiser : bien.

Faire adieu de la main : signe de la croix.

Frapper à une porte : bien.

Imitation :

Marionnettes : bien.

Pied de nez : bien.

Poudre les mains : bien.

Par contre, ne peut pas faire les deux anneaux, le huit, ni imiter les diverses attitudes combinées des mains ou des doigts.

Idéatoire :

Allumer la bougie : frotte l'allumette contre la bougie. On lui propose une épingle de nourrice qu'elle appelle ciseau. Elle essaie d'allumer avec elle la bougie, n'y parvient pas. Elle l'ouvre alors et de la pointe fait une nouvelle tentative.

Le 8 décembre 1927 :

Apraxie idéo-motrice :

Salut militaire : signe de croix.

Signe de croix : bien.

Pied de nez : bien.

Salut militaire : signe de croix.

Pied de nez : signe de croix.

On lui donne l'exemple du pied de nez : met le pouce dans la bouche.

Idéatoire : La malade à qui on présente la bougie qu'elle dénomme et un crayon avec lequel elle vient de faire plusieurs tentatives d'écrire essaie de s'en servir pour allumer la bougie en présentant le bout aiguisé. On lui donne une boîte d'allumettes ; elle en prend une, la fait partir, essaie d'allumer, fort correctement.

Immédiatement après, le crayon étant remis devant elle et les allumettes enlevées, même erreur que précédemment.

Apraxie bucco-faciale : nulle.

En conclusion : chez cette malade présentant une aphasie de Wernicke (avec peu de trouble de la dénomination des objets et cependant grosse difficulté à faire ses phrases ; avec, par contre, grosse surdité verbale, agraphie et alexie presque complètes), le troubles gestuel se présente avec les caractères que voici :

1° Grosse intoxication.

2° Peut-être un déficit d'évocation difficile à apprécier en raison de la surdité verbale.

3° Un trouble de l'imitation qui ne porte pas sur les gestes symboliques, mais sur les attitudes des doigts, des mains, ce qui serait à notre sens la forme la plus rudimentaire de l'utilisation spatiale dans le geste.

Grosse apraxie idéatoire : perte d'expansion de la signification fragmatique des objets.

V. Apraxies idéo-motrices guéries (Obs. 33, 34, 35) ou très améliorées (Obs. 36)

OBSERVATION XXXIII

Lavill..., 86 ans.

Apraxie idéo-motrice bilatérale.

Hémi-anesthésie droite, sans aphasie.

Préparation de l'apraxie.

Amélioration peu marquée de l'hémianesthésie.

Brusquement, le 4 mai 1927, tombe dans sa chambre, sans perdre connaissance. Hémiparésie droite. Pendant quelques jours a été gênée pour parler ; ne pouvait se tenir sur ses jambes.

Le 22 mai 1927 : Examen :

Neurologique : Hémiparésie à peine notable à droite. Pas de Babinsky net. Par contre, troubles de la sensibilité notables de ce côté, surtout accusés pour la stéréognosie qui est abolie. La sensibilité superficielle semble très peu touchée.

Yeux : pas d'hémianopsie.

Aphasie : absente.

Compréhension des ordres, dénomination des objets, articulation ne présentent aucune altération.

Lecture : Lit quelques syllabes des mots en grosses lettres du Petit Journal ; mais aucun mot n'a été lu entièrement, le mot complet était inventé et ne signifiait rien.

Ecriture : la malade ne savait guère écrire. Ecrit son nom.

Apraxie :

Salut militaire : tend le bras, fléchit l'avant-bras à angle droit, écarte les doigts et garde la main dans le vide au lieu de l'appuyer à sa tête.

Signe de la croix : bon.

Pied de nez : pouce sur la bouche.

Saluer au loin de la main : bien.

Idéatoire : allumer la bougie : bien.

Le 25 mai :

Salut militaire : plusieurs tentatives également erronées des deux mains (la main reste dans le vide, loin du front, les doigts étant accolés comme pour le salut militaire, ou bien appuie au front le dos de la main).

Marionnettes : mal exécutées des deux côtés.

Chiquenaude : impossible.

Mais la malade, malgré les troubles de la sensibilité très gênants à droite, parvient à plier une feuille de papier et à la placer dans l'enveloppe.

Le 9 juin : salut militaire : je ne me le rappelle pas comment on fait.

Saluer de la main : le fait en plaçant ses doigts comme pour le salut militaire :

Allumer la bougie : Au début, frotte la bougie contre la boîte d'allumettes ; puis, corrige et parvient à allumer.

On fait reconnaître à la malade clé, crayon, épingle ; puis on lui donne la bougie. Elle passe en revue les divers objets disposés devant elle, les prend, les laisse, disant : « Ça ne marchera pas ». Puis, elle prend l'épingle double et la frotte contre la bougie. On prend les objets auxquels on ajoute une boîte d'allumettes, on dépose le tout pêle-mêle ; elle reconnaît la boître d'allumettes, la prend, allume et éteint la bougie.

Le 21 juin : la malade mange son bouillon de la main droite, proprement, sans maladresse notable.

Stéréognosie : ne reconnaît rien.

Couper du papier avec des ciseaux : le fait bien des deux mains, déboucher une bouteille avec un tire-bouchon, idem.

Allumer la bougie.

Un essai : correct.

On subtilise la boîte d'allumettes, l'allumette étant tirée, elle la frotte contre la bougie et s'étonne qu'elle ne s'allume pas.

On remet la boîte sur le lit. La malade la prend et s'en sert bien.

Salut militaire : tient la main à distance du front, verticale, dans le plan de la figure. Malgré l'exemple n'arrive pas à une exécution correcte.

Faire les cornes : plusieurs tentatives incorrectes. Enfin y arrive quand on lui a plusieurs fois donné l'exemple.

Mettre sa chemise : met très longtemps à l'enfiler correctement après l'avoir à plusieurs reprises enfilée de travers, ne disposant pas endroit et envers comme il faut.

Se gratter l'oreille : De la main gauche où il n'y a pas de troubles de la sensibilité, met le petit doigt dans le conduit, puis agite les autres doigts comme si elle faisait du piano.

Brosser, brosse en main : très bien des deux mains.

Le 27 juillet

Salut militaire : je ne sais pas.

Pied de nez : le fait en plaçant le pouce sur les lèvres.

Salut militaire : je ne sais pas, je n'ai pas été soldat. On attend quelques instants.

Envoyer un baiser : fait bien le geste, mais ne sait pas si l'on doit user de la paume ou du dos de la main.

Attrape une mouche : bien.

Salut militaire : ne sait pas. On lui donne l'exemple : applique la main sur la figure, puis le dos sur la tempe.

Attrapper une mouche : bien.

Frapper à une porte : applique la main à plat plusieurs fois, puis, spontanément fait le geste correct.

Bougie : allumée très correctement.

Le 19 octobre :

Salut militaire :

Main gauche : porte le talon de la main sur le haut de la tête. Avec exemple : s'essaye à l'imiter, réalisant diverses postures, sans arriver à la bonne.

Tantôt le dos en avant, à la place de la paume, tantôt le dos appuyé sur le front, tantôt le pouce appuyé latéralement comme pour le pied de nez.

Main droite : idem.

Cependant, la malade fait un gros effort d'imitation, fixe l'exemple, tout en essayant de le reproduire.

Signe de la croix : très bien.

Qu'est-ce qu'un moulin à café ? Ça tourne comme ça : fait le geste.

Grouder du doigt un enfant : bien.

Menacer du poing : bien.

Faire semblant de coudre : bien.

Se gratter l'oreille : bien.

Envoyer un baiser : dispose sa main droite, comme pour un pied de nez, sur les lèvres, puis fait le bruit du baiser. Toutes les combinaisons de doigt ou les arrangements de mains (anneaux, huit le chiffre, ailes de pigeon, etc.), que nous avons voulu lui faire imiter ont toujours échoué.

A toujours marqué avec erreur nette le milieu des lignes tracées.

La malade pourrait s'habiller, mais en raison de son âge et des troubles de la sensibilité à droite, on l'habille. Mais elle place fort bien ses affaires dans le tiroir ou sur les étagères de sa table de nuit, prend ses lunettes, enveloppe et sort de leurs papiers les provisions qu'elle garde, sans la moindre difficulté.

Cette malade, âgée de 86 ans, atteinte d'un puérilisme assez net et de troubles de la mémoire légers touchant les faits récents, présentant par ailleurs une intelligence normale, est actuellement (avril 1928) à peu près guérie de ses troubles apraxiques.

A ce point de vue, on a noté, ainsi que le marque l'observation :

a) Une tendance aux erreurs d'utilisation des objets ainsi qu'il s'est révélé pour allumer la bougie par l'emploi d'une épingle double ou d'une allumette directement frottée sur la bougie. Mais ces erreurs ne se sont pas manifestées spontanément. Lorsque la malade a eu à sa disposition le matériel convenable, elle a accompli très convenablement les opérations utiles. Le déraillement n'est survenu que du fait d'artifices combinés à cet effet. On ne peut donc pas parler ici d'agnosie, mais :

b) En ce qui concerne l'apraxie idéo-motrice.

On note :

1. Que toujours des deux mains, le signe de croix a été parfaitement exécuté, au lieu que le salut militaire semblait ne rien évoquer chez la malade et comportait les plus grandes difficultés d'exécution. Nous soulignions le fait à la malade elle-même. Elle s'étonnait de notre observation et immédiatement protestait de ses sentiments chrétiens, qu'elle appuyait en assurant que ses enfants avaient été élevés par elle dans le respect et la pratique de la religion.

Il nous semble que c'est en raison de ce sentiment profondément ancré que le symbole subsistait, au lieu que le salut militaire, non seulement s'exécutait mal, mais n'éveillait guère d'images gestuelles chez la malade : « Je ne sais pas, disait- elle, je n'ai jamais été soldat ».

2. Le fait de la non évocation constante ou à peu près du geste du salut militaire réaliserait une note amnésique réelle, bien que très spéciale dans ce cas.

3. Mais il s'agit avant tout d'une apraxie d'exécution où s'entremêlent l'intoxication à un degré assez léger et l'utilisation spatiale, d'une manière beaucoup plus marquée.

4. Le jeu du moulin à café, la menace du poing, le geste de gronder en agitant le doigt, dans l'ensemble donnaient lieu à beaucoup moins d'erreurs que les gestes strictement symboliques : pied de nez, salut militaire, battre la mesure. De même le simulacre de coudre, d'attraper une mouche, etc., comportaient peu d'imperfection.

Il semble donc que dans des grandes lignes se puisse ici encore s'observer une imperfection gestuelle, d'autant plus accusée que le geste tiré au symbolisme plus abstrait et dans celui-ci, de manière d'autant plus constante et grossière que la malade est incapable d'exprimer le symbole, de s'aider des sentiments ou plus généralement de l'état d'âme adéquate, d'où véritable impossibilité à l'imitation des attitudes manuelles ou segmentaires combinées par l'examinateur.

5. A part le geste symbolique, commandé, dans l'ordre des gestes transitifs, aucun difficile, donc pas de troubles de l'utilisation spatiale en dehors de l'activité gestuelle intransitive.

6. Aucune apraxie bucco-faciale.

Evolution : L'apraxie a disparu entièrement en 6-7 mois, les troubles de la sensibilité persistent, peu diminués.

OBSERVATION N° XXXIV

Led..., 63 ans.

Cette observation a trait à une malade présentant des ictus à intervalles plus ou moins éloignés, à la suite desquels s'observait des troubles de l'ordre aphasique et apraxique idéo-moteur ; dans l'intervalle des ictus l'amélioration était évidente.

La malade continue actuellement les ictus, sans présenter de séquelles aphasiques ou apraxiques. Seulement dans les heures qui suivent l'ictus on peut relever un très léger trouble.

Il semble ressortir du récit assez diffus de la malade, qu'elle a fait un premier ictus il y a 3 ans, ayant entraîné une hémiparésie gauche ; 2ᵉ ictus avec perte de connaissance, six mois plus tard, ayant déterminé également des troubles moteurs du côté gauche (troubles moteurs qui, amandés entre le 1ᵉʳ et le 2ᵉ ictus sont redevenus plus marqués après le 2ᵉ. Enfin, 3ᵉ ictus il y a 2 mois et demi, qui aurait causé des troubles de la parole et de la compréhension sans troubles moteurs. La malade affirme que ses membres droits n'ont jamais été paralysés.

Antécédents : Rien de particulier. Fils de 20 ans, bien portant, mais éthylique.

Examen : Tous les mots sont possibles.

Force segmentaire : assez bonne aux quatre membres. Il existe peut-être une très légère diminution à gauche. Mais plutôt une déficience aux extrémités distales des deux membres supérieurs.

Force conservée dans les mots de flexion et d'extension des pieds. Mots des orteils maladroits.

Réflexes :

Tendineux : très vifs aux quatre membres rotuliens, quelque peu pendulaires, surtout à gauche.

Cutanés : plantaires : tendance à l'extension ? des deux côtés.

Pas de clonus.

14 M.

Pas d'automatisme.

Pharyngien et vélopalatins : conservés.

Sensibilité : Semble présenter une hémihypoesthésie gauche. Mais résultats très variables aux différents examens.

Examen cérébelleux : Marche en élargissant sa base de sustentation, en se raidissant, hésite en tournant.

Pas de véritable démarche ébrieuse.

Pas de déviation marquée d'un côté.

Doigt sur le nez : Plus mal exécuté à gauche qu'à droite, bien qu'il existe également un petit ressaut du côté droit.

Talon aux fesses : A droite : presque correct.

A gauche : très mal exécuté, le membre se raidit et plane, n'arrive pas au but.

Diadococinésie : difficile à déterminer.

Parole :

A la fois hésitante, brédouillante et légèrement scandée. Très variable d'ailleurs, suivant les examens successifs. Il existe certainement un léger degré de dysarthrie.

Mais, en outre, troubles de la compréhension :

Ordres simples : bien exécutés.

Demi-compliqués : assez bien exécutés, lorsque la malade n'est pas fatiguée.

Dans les ordres compliqués : (3 papiers, etc.), la malade hésite, se perd, accuse sa mémoire, ne comprend plus.

L'examen prolongé fait apparaître un certain degré de jargonaphasie.

Apraxie : assez nette.

Exécute fort mal, surtout le salut militaire.

Allume, quoique avec maladresse, une bougie.

Elle écrit assez mal, suit difficilement les lignes.

Effectue les additions, se perd dans les soustractions et les multiplications.

Lecture : Les phrases simples sont lues. Pas d'alexie marquées. Cependant, par moment surtout, on a l'impression que la malade recompose les phrases plus qu'elle ne les lit.

Examen oculaire :

Semble présenter une double hémianopsie avec intégrité du champ maculaire.

Examen difficile (la malade fixe très mal).

Réactions pupillaires conservées.

21 janvier 25 :

Démarche : traîne la jambe gauche, hésitation, troubles cérébelleux.

Réflexes : Idem observ.

Babinsky : flexion à droite, pas de flexion à gauche.

Cérébelleux : cf. observation.

Sensibilité : grosse hémianesthésie gauche non douteuse.

Phénomènes douloureux spontanés dans le côté gauche.

Notion de position des doigts : très diminuée à gauche, un peu à droite.

Stéréognosie : mauvaise à gauche, pas parfaite à droite.

Parole :

Dysarthrie prédomine nettement sur Wernicke. Les troubles de la compréhension sont en régression.

Lecture et écriture : bien mieux qu'aux précédents examens.

Apraxie :

Idéo-motrice : nette.

Fait très mal le salut militaire, le pied de nez, le double pied de nez.

Idéatoire : par contre : allumer une bougie, déboucher une bouteille, faire un ourlet sont exécutées, quoique avec une certaine maladresse.

Pas de prédominance de l'apraxie d'un côté à l'autre.

15 mai 1926 :

Léger ictus : Malade trouvée dans une agitation assez marquée avec secousses prédominant à droite. Au membre supérieur gauche, raideur plus accentuée avec tendance aux secousses.

Il semble s'agir de phénomènes exécuto-moteurs, avec aspect choréiforme et accentuation passagère du spasme du côté gauche. Il est probable que les phénomènes du côté droit sont dus à l'état d'énervement de la malade.

Toute excitation (recherche des réflexes, etc.), renouvelle ces phénomènes qui s'apaisent quand la malade est au repos et leur communique une intensité considérable.

7 juillet 1926 :

Aphasie : reconnaît divers objets : épingle, col, cravate.

Apraxie : exécute double pied de nez après de nombreuses hésitations.

La malade s'est encore améliorée ; elle commence à faire à peu près toutes les épreuves, mais parvient, au bout d'un certain temps à la fatigue et se désoriente ; quand on insiste on parvient à la faire se tromper sur les tests difficiles.

4 octobre : se plaint d'avoir la jambe gauche plus lourde, avec sensation de fourmillement.

Lorsqu'on la fait étendre, on constate au membre inférieur gauche des mots choréiformes à allure spasmodique ou crampoïde.

Les monts sont moins nets au membre supérieur gauche.

L'allure cérébelleuse des mots est toujours nette, mais ne s'est pas accentuée.

Pas de Babinsky.

2 décembre 1926 : assez brusquement, alors qu'elle était assise, la malade s'agite, semble vouloir dormir. On la couche sans qu'elle s'aide en rien.

La malade couchée : tête et yeux tournés à droite.

Se débat, les jambes en extension sont agitées, la gauche un peu plus, sans rythme fixe et sans caractère épileptique.

Pas d'écume aux lèvres, pas de mictions involontaires. Levée, l'agitation des membres inférieurs se calme. Il existe de petits mots de la main droite.

La malade, les paupières baissées, la tête tournée à droite, parle continuellement avec des mots sans suite et impossibles à identifier.

Quand M. T. lui demande si elle a mal, elle répond : « Oui madame ».

Elle parle ensuite de chèvres qui seraient sous la table et de professeur.

On lui tend une pantoufle : « Oui M. l'aumônier ». Après quoi elle continue à parler avec animation, d'une façon incohérente, puis ajoute : « Ainsi soit-il, priez pour nous », répète plusieurs fois en chantonnant.

Babinsky : flexion à droite, indiff. à gauche ; facial se contracte à droite.

<hr>

OBSERVATION N° XXXV

Duv..., 65 ans.

Aphasie de Broca, apraxie idéatoire et idéo-motrice. Tous les troubles ont rétrocédé.

La malade a perdu la vue il y a 40 ans, en soignant son enfant atteint de conjonctivité purulente.

Le 23 février 1927, elle s'aperçoit le matin en se levant qu'elle a de la difficulté à parler, alors qu'elle parlait encore très bien la veille. Elle n'a pas eu de malaise dans la nuit, mais à son réveil, avant d'engager toute conversation, elle s'est aperçue qu'elle ne savait plus tricoter « ça allait mal », dit-elle, sans préciser en quoi ça allait mal.

Après son lever, voulant prendre son café, elle a eu des battements de cœur durant environ un quart d'heure. Elle s'est couchée et s'est aperçue que sa difficulté à parler avait augmenté notablement. Elle ne trouvait pas ses mots et articulait très mal.

Examen : le 26 février 1927 :

Neurologique :

Aucun déficit moteur ni à droite ni à gauche.

Réflexes tendineux normaux.

Cutané-plantaire : à gauche : tendance à la flexion.

A droite : pas de réponse franche.

Sensibilité :

La malade accuse des sensations d'engourdissement dans les deux bras depuis la survenue des troubles.

Tactile : intacte.

Douloureuse : idem.

Thermique : semble conservée.

Sens des attitudes : conservé.

Stéréognosie : idem.

Aphasie :

Epingle : ciseaux
Allumette   dénommées   clef : ne se rappelle pas le nom.
Bougie : crayon
Centimètre :

Ordres simples : compris et exécutés.

Ordres demi-complexes : petit doigt gauche sur l'oreille droite. La malade met l'index gauche sur l'oreille gauche.

Dysarthrie : très marquée. Il n'y a que les mots isolés très simples que la malade prononce bien, dèsqu'il contient plus de deux syllabes, même en prononçant lentement, le mot est défiguré. Impossibilité de prononcer les mots d'épreuve.

Ecriture : La malade a entièrement perdu l'habitude d'écrire depuis qu'elle est aveugle. Ne savait guère auparavant. Dans l'écriture de son nom, certaines lettres sont reconnaissables, mais à chacune d'elles, elle fait un grand effort pour en retrouver le dessin. A la fin, elle se rend compte elle-même que « ce n'est pas ça ». L'écriture de lettres isolées est en général impossible. Ebauche parfois d'écriture en miroir (de la main droite).

Calcul : $7 + 3 = 10$.

$18 + 6 = 24$.

$31 + 7 = 37$.

$22 - 6 = $ } ne sait pas.
$7 \times 8 = $

Apraxie :

Idéo-motrice :

Salut militaire : applique sa main à plat sur la tempe.

Pied de nez : applique le pouce sur la bouche.

Signe de la croix : les 4 touches sont effectuées, mais de façon très dissimétriques.

Envoyer un baiser : correct.

Menacer du doigt : ne sait pas.

Geste de tricoter : la malade qui s'occupait toute la journée à tricoter dit qu'elle a oublié le geste.

Marionnettes : dit qu'elle savait les faire mais qu'elle ne se rappelle plus.

La malade, très attristée, quoique se prêtant de la meilleure volonté à notre examen, semble le subir beaucoup plus que l'aider.

Apraxie idéatoire : test de la bougie, très correctement exécuté.

Le 28 février :

Apraxie idéo-motrice :

On note les mêmes erreurs d'exécution et la même impossibilité à évoquer le geste.

Apraxie idéatoire : n'arrive pas à allumer la bougie, commence par frotter l'allumette contre la bougie.

La malade se tient parfaitement, mange seule, se coiffe et fait sa toilette, malgré les troubles actuels et la cécité.

Evolution : Les troubles se sont amandés en trois semaines environ. A ce moment on notait seulement une légère lenteur de la parole, aucun reliquat apraxique, sauf cependant que la malade qui, sans tâtonnement, a repris le tricot aussi bien que par le passé, éprouve quelque difficulté à faire les points renversés, (2 points droits, 2 points renversés) ; de plus elle se plaint de ne plus aussi bien maintenir sa cuillère en équilibre lorsqu'elle la porte de l'assiette à la bouche et de renverser fréquemment le contenu. En outre, au lieu d'atteindre directement la bouche, elle la porte fréquemment à côté, elle est obligée de rectifier.

Elle ne peut plus coudre, ne pouvant plus enfiler les aiguilles comme autre fois, le fil passe assez loin de l'orifice.

Au point de vue de la parole : conversation facile, mais, parfois cherche ses mots, avec tendance à l'intoxication.

Altère parfois la prononciation, mais corrige elle-même sans difficulté.

Le 17 mai : {
Le 11 juillet : { mêmes séquelles.

OBSERVATION N° XXXVI

Mlle Le Br..., 37 ans.

(Malade présentée par MM. Guillain, Alajouanine, Garcin. Revue Neurol., 1925, p. 116).

Malade gauchère devenue droitière d'éducation, ne conservant sa gaucherie que pour quelques actes : couper son pain, se peigner. Troubles survenus brusquement en 1925.

Examen neurologique :

Hémiparésie gauche à prédominance brachiale.

Troubles bilatéraux de la sensibilité portant exclusivement sur les sensibilités profondes : sens des attitudes et stéréognosie à prédominance gauche.

Aphasie de Broca.

Examen du 10 juin 1927 :

Salut militaire : main à plat sur le côté droit de la figure.

Battre la mesure : signe de croix ; se refuse à l'exécuter.

Menacer du doigt : ne sait pas : tourne sa main lentement dans l'espace.

Menacer du poing : même hésitation.

Envoyer un baiser : bien.

Frapper à une porte : bien.

Moulin à café, escalier en colimaçon : bien.

2 anneaux simples : impossible, malgré l'exemple et ses efforts, elle n'arrive pas à disposer convenablement ses doigts.

La malade s'habille toute seule.

On effectue devant elle, incorrectement divers gestes après les lui avoir annoncés. Elle fait signe que ce n'est pas ça ; enfin lorsqu'on arrive à la correction, elle lit : bien.

Apraxie idéatoire : Allumer la bougie : gestes maladroits en raison des troubles de la sensibilité, mais la malade sait l'emploi de l'objet.

On lui demande d'écrire avec un porte-plume sans plume, elle dit : il n'y a pas de plume et signifie qu'il n'est pas utilisable.

Dénomination des objets :

Règle, crayon, boîte d'allumettes : bien.

Bougie : hésite, puis y arrive.

Écriture : Écrit assez lisiblement son nom. Ne peut pas écrire Paris. Ne trace que des signes inintelligibles.

Écriture copiée : nulle.

Lecture : Reconnaît : grenouille, perroquet, fermez les yeux, les ânes volent-ils ? Le corbeau et le renard, puis devant lire : Madame a passé comme l'herbe des champs, elle continue : sur un arbre perché.

Nous notons alors chacun des mots du lambeau de phrase et les écrivons l'un après l'autre, en colonne :

Madame

a

passé

comme

l'herbe

des

champs.

De cette manière elle parvient à les lire successivement, sans difficulté relevée chez la malade à fixer un nombre parmi plusieurs, malgré que nous soulignons pour faciliter la fixation du regard, comme s'il se perdait parmi les signes, n'arrivant pas à se poser à l'endroit convenable, perturbé par le voisinage d'autres signes ressemblants.

Le 28 avril 1928 :

Salut militaire, pied de nez : bien.

Signes de la croix, nous devons beaucoup insister pour qu'elle veuille l'exécuter : touche le front, puis le cou à gauche, enfin le manubrium.

Envoyer un baiser : bien.

Gronder un enfant, menacer du poing : s'obstine à ne pas vouloir le faire. Sur notre insistance, promène la main en l'air vers son oreille.

Pied de nez, salut militaire : bien.

Escalier en colimaçon : bien ; moulin à café : bien.

Imitation : n'arrive pas à faire un o avec le pouce et l'index droits (malade gauchère, paralysie à droite). Les diverses autres dispositions des doigts ou des mains à imiter ne sont pas réalisées.

Mimique : grimace : bien.

Implorer du regard : bien.

Air de gravité :

La malade met sa robe toute seule, pas sa chemise, se chausse seule, bas et souliers.

Nous lui faisons enlever son tablier qui la couvre entièrement, le remet fort bien.

Apraxie bucco-faciale : très nette.

Mouvement des yeux : normaux.

Développement : dyskinésie bilatérale.

Apraxie idéatoire bilatérale, apraxie d'exécution où l'intoxication n'intervient guère, apraxie d'exécution par dyskinésie spatiale, nous avons tenté d'aider la malade en la plaçant devant une glace où elle se voyait entièrement ; cette aide n'a ni facilité, ni amélioré l'exécution. Le mouvement d'imitation du moulin à café et la description de l'escalier en colimaçon ont oujours été réussis, par contre les expressions de colère, de menace ont .... toujours échoué. La malde, d'ailleurs se prêtait mal à toutes les manœuvres.

La malade s'est considérablement améliorée depuis le début des troubles.

Conclusions

A) COMMENT COMPRENDRE L'APRAXIE ?

L'apraxie, dans son sens le plus large, est considérée comme un trouble de l'activité volontaire intéressant l'exécution des mouvements. Lorsqu'il n'apparaît qu'à l'occasion des mouvements simples (salut militaire, envoyer un baiser), il y a apraxie idéo-motrice ; s'il se manifeste au cours des actes à mouvements successifs (allumer une bougie), l'apraxie est dite idéatoire. Ainsi, l'apraxie se sépare des troubles de la motilité ataxie, incoordination par exemple, pour constituer une affection autonome d'un type absolument tranché.

Cette autonomie, il nous paraît nécessaire de l'accentuer et même de l'appliquer à chacun des aspects de l'apraxie ; c'est seulement l'apparence qui fait assembler sous la même rubrique d'apraxie l'apraxie idéo-motrice et l'apraxie idéatoire ; en fait, elles nous paraissent devoir être séparées en raison de leur différence totale de nature.

a) L'apraxie idéo-motrice n'est pas qu'un simple trouble de la motilité volontaire, elle représente l'altération d'une certaine aptitude capable des expressions les plus riches, qui est la fonction gestuelle ; celle-ci s'affirme suivant les gradations d'un registre qui va des figures digitales, manuelles les plus humbles (imitation des anneaux, en huit de chiffre), parce que de signification très réduite, jusqu'au geste symbolique (signe de croix, poing tendu pour exprimer la menace), véritable langage gestuel. Dans ce langage, certains symboles sont empruntés aux réactions ces qui, naturellement, soulignent nos états affectifs (geste de tendre le poing dans la colère) ; d'autres sont absolument indépendantes des réactions motrices spontanées ; ils représentent un symbolisme de convention (salut militaire, salut à la romaine, signe de croix).

Il y a donc des variétés de gestes ; parmi elles, certaines sont rattachables au langage gestuel et dans celui-ci même se peuvent distinguer des catégories, comme nous venons de le souligner.

La distinction entre la fonction gestuelle et la simple motilité, même volontaire, découle de l'étude de l'apraxie idéo-motrice ; en isolant, le syndrome Liepmann m.t en évidence la part qu'y jouait la volonté et, de fait, tel geste qui, au commandement, s'exécute mal, il s'exécute normalement lorsque la conscience n'intervenant pas, la spontanéité joue seule ; de telle manière que le trouble s'accuse d'autant plus que l'exécution échappe davantage à la spontanéité ; aussi voyons-nous en général les gestes sans signification et parmi les gestes symboliques les plus conventionnels, s'altérer le plus dans l'apraxie idéo-motrice ; encore, à l'occasion de ces derniers (salut militaire, signe de croix), l'état d'âme du moment joue-t-il, et, s'il était possible de susciter à l'instant l'ardeur patriotique ou religieuse, vraisemblablement nous verrions s'exécuter très correctement un geste imparfait à froid.

b) L'apraxie idéatoire n'est pas, au fond, de l'apraxie ; l'explication courante du trouble ne nous paraît pas soutenable. Observons le malade, disent les auteurs, que voyons-nous ? Pour allumer la bougie, oubliant de faire flamber l'allumette, il la frotte contre la bougie, ou bien il frotte la bougie contre la boîte d'allumettes ; il ressort de ces erreurs qu'il s'agit d'inattention, d'inadvertances, d'oublis troublant la succession des gestes utiles, causant des interversions, des omissions ; telle étape de l'acte est brûlée, ou bien franchie trop tôt, trop tard : le sens des gestes à faire

subsiste, mais l'élaboration de la formule kinétique s'effectue mal, c'est bien d'un trouble d'exécution qu'il ...
la preuve c'est qu'il n'apparaît que lors des actes complexes à étapes successives.

Nous ne croyons pas ce point de vue acceptable pour les raisons suivantes : il n'est pas nécessaire, pour que l'erreur survienne, que l'acte soit compliqué. Nous présentons, par exemple, des ciseaux à une malade ; elle les appelle ciseaux ; nous lui demandons d'écrire ; elle se sert des ciseaux comme porte-plume et s'étonne de ne pas tracer de lettres. A tel autre, nous donnons un porte-plume sans encrier ; il ne réclame pas d'encre, mais humecte la plume à plusieurs reprises et s'étonne que rien ne s'inscrive. Comment interpréter le trouble ?

Il ne peut pas être question d'agnosie simple ni tactile ni visuelle ; le malade, par ailleurs, dénommait le plus souvent l'objet ou, s'il ne le dénommait pas, c'était en raison de l'aphasie concomitante ; mais cet objet dont il savait le nom, qu'à ce point de vue il séparait des autres objets, il n'en savait pas l'usage, soit qu'il lui échappât entièrement (ciseaux), soit qu'il n'en eut qu'une connaissance imparfaite (porte-plume). Le porte-plume était particulièrement identifié comme un instrument pour écrire, mais sans que l'identification allât jusqu'à le faire distinguer d'un crayon avec quoi il était confondu.

Que ces erreurs soient relevées au cours d'actes simples ou bien au cours d'actes compliqués, prenant alors la forme de déraillements, le fond du trouble est le même ; il est strictement psychique ; il n'est pas gestuel. C'est d'agnosie qu'il s'agit, mais d'une agnosie spécialisée : agnosie d'utilisation. Elle ne répond pas à un trouble de l'information extérieure comme les agnosies tactiles ou autres qui, de ce fait, retentissent de façon relativement limitée sur l'activité ; elle équivaut à la suppression d'une fonction autonome : l'utilisation des objets bien distincte de la manipulation qui, elle, est gestuelle, sans d'ailleurs relever de l'eupraxie idéo-motrice.

Ainsi se marque la séparation que nous voulions établir entre les deux ordres de troubles ; elle s'accuse dans l'examen du dessin du geste dans l'un et l'autre cas ; dans l'apraxie idéatoire, le geste en soi est correct, la finalité de l'acte est seule viciée par l'agnosie ; dans l'apraxie idéo-motrice, tout se résume en un dessin vicieux du geste, et lorsqu'il y a coexistence des deux apraxies, il n'y a pas compénétration ; le malade est apraxique idéo-moteur lorsqu'il fait le pied-de-nez ou autre geste trouvant sa fin en soi : par contre, lorsqu'il veut allumer la bougie chaque geste se déroule correctement, seule leur propriété est en défaut.

B) L'ASPECT ET LA NATURE DU TROUBLE GESTUEL DANS L'APRAXIE IDÉO-MOTRICE.

a) Le malade ne sait pas faire le geste : il y a apraxie d'évocation ; dès qu'on l'effectue devant lui, il l'exécute sans erreur.

b) Le malade sait faire le geste, mais il l'exécute mal ; il y a apraxie d'exécution. Les imperfections de l'exécution sont dominées par deux causes :

La persévération clonique : le geste précédent se substitue totalement ou en partie au geste actuel ;

La dyskinésie spatiale, c'est-à-dire un déplacement gestuel incorrect conduisant le geste à une attitude finale fausse (main sur l'œil dans le salut militaire, pouce dans la bouche pour le pied de nez) ; le résultat faux est dû à la perte, au cours du geste de la notion intuitive des rapports entre le membre ou la main évoluant, cherchant à s'arrêter et sa propre personne. A ces erreurs sont comparables celles que nous faisons lorsque, sans habitude, nous régularisons nos cheveux, par exemple, sans le contrôle de la glace. La dyskinésie spatiale explique l'impossibilité de l'imitation des gestes proposés. La dyskinésie spatiale est l'équivalent, pour le geste de la planotopokinésie décrite par P. Marie, Bouttin et Parcival Belley ; il peut y avoir planotopokinésie sans dyskinésie spatiale, dyskinésie spatiale sans planotopokinésie, dyskinésie à la fois et planotopokinésie.

C) LES TROUBLES DE LA SENSIBILITÉ ET L'APRAXIE.

Nous ne croyons pas à leur rôle pathogénique.

D) FORMES CLINIQUES DE L'APRAXIE IDÉO-MOTRICE.

I. *D'après la séméiologie.*

   I. Apraxie d'évolution.

   II. Apraxie d'exécution.
      a) Prédominance de la persévération clonique ;
      b) Prédominance de la dyskinésie spatiale ;
      c) Mixtes.

II. *D'après l'intensité.*

Tous les degrés jusqu'aux gestes-amorphes ; nous ne les avons vus que chez des sujets atteints de troubles mentaux diffus.

III. *D'après les associations morbides.*
      a) Syndromes pariéto-temporo-pli-courbe ;
      b) Syndrome pariéto-pli courbe ;
      c) Syndrome du sillon interpariétal.

LES APRAXIES IDÉO-MOTRICES SPÉCIALISÉES.

Nous avons étudié les troubles de l'articulation (l'arthrie) dans l'aphasie que nous avons toujours vu coïncider avec l'apraxie bucco-faciale. Nous ne voulons pas dire que l'apraxie bucco-faciale prouve le mécanisme apraxique de l'anarthrie ; elle permet seulement l'étude de l'apraxie des muscles symétriques à jeu nécessairement synergique comme celui de l'appareil phonateur, d'autant mieux que si les cordes vocales, le voile du palais que nous ne pouvons pas observer, sont pour une part importante dans la fonction, langue, lèvres, joues tiennent aussi un rôle de premier plan. Il nous paraît d'importance aussi que les caractères psychologiques de cette apraxie soient les mêmes que ceux de l'anarthrie et qu'elle existe chez tous nos anarthriques indépendamment de l'apraxie des membres ; même n'existerait-elle pas, il ne nous paraît pas que ce puisse être un argument contraire en raison de la spécialisation très stricte de l'apraxie dans certains cas (instrumentiste ayant perdu le jeu instrumental) ; elle pourrait ne se manifester qu'à l'occasion du jeu proprement verbal.

ETUDE PSYCHO-PATHOLOGIQUE.

a) Nous croyons que l'apraxie idéo-motrice, l'apraxie idéatoire résultent de l'altération élective de certaines fonctions ; l'atteinte élective de la fonction du geste et de la fonction pragmatique laisse intacts les autres rouages psychiques ; ce qui signifie que, parler de démence au sujet de ces malades comme il est habituel et, tout spécialement, au sujet des apraxiques idéatoires, nous paraît une erreur.

Nous considérons que le psychisme comporte deux grandes variétés d'activité : les automatismes fonctionnels de base, geste, langage, autant d'ordres séparés de l'activité spontanée, mais reliés par la répercussivité réflexe ; ces automatismes de fonction sont mis au service des facultés maîtresses de l'esprit qui, elles, les emploient en leur donnant cette multiplicité d'aspect, ces nuances qui font la personnalité, celle-ci plus ou moins affirmée suivant la possibilité des facultés d'intelligence.

La neuro-psychiâtrie souligne ces distinctions ; le dément précoce dont l'intelligence s'effondre peut conserver, beaucoup plus affirmés même qu'à la normale, ces automatismes ; ils ne succombent pas nécessairement chez le

dément sénile ; à ces malades s'opposent l'apraxique, l'aphasique, chez qui, à moins d'atteintes multiples et diffuses du
cerveau, s'altère telle ou telle fonction, le sens commun n'en
persistant pas moins.

b) Il existe des liens étroits entre la fonction gestuelle et
la fonction du langage ; le Père Jousse les a bien mis en évidence, récemment, en appuyant sa doctrine sur l'étude de
peuplades primitives : le langage, acquisition tardive,
vient, en parasite se substituer au geste qui, initialement
résume toutes les possibilités d'intercommunication intellectuelle.

Or, la pathologie fait relever dans les troubles de ces fonctions des similitudes étroites aussi bien dans leur extériorisation que, vraisemblablement, dans leur conditionnement.

c) Les schématisations tentées par Wernicke, Liepmann
ne nous semblent pas devoir servir à autre chose qu'à objectiver, figurer le trouble ; ils n'ont pas valeur d'explication ;
les composantes sensorielles, sensitives que nous y intro-
duisons sont gratuites ; elles n'ont de rôle que celui que
nous leur assignons ; de même distinguer des centres dont
chacun est investi d'un rôle bien défini nous semble dépasser les faits alors qu'il nous est difficile déjà, nous le
verrons, de préciser une zone de l'eupraxie.

Nous apportons vingt observations anatomo-cliniques
dont huit déjà publiées par notre maître Charles Foix et
ses élèves, Maurice Lévy, Robert Baldy. Il ressort :

a) Que la région temporo-pli courbe gauche, sans qu'il
soit possible de préciser davantage, commande l'apraxie
idéatoire.

b) En ce qui concerne l'apraxie idéo-motrice, il ne semble pas que le seul hémisphère gauche soit doté d'une région eupraxique le cerveau droit paraît comprendre une
région analogue, mais normalement peu active et subissant
la suprématie du cerveau gauche.

15 M.

La délimitation précise de la zone de l'eupraxie idéo-motrice ne nous paraît pas possible ; de façon à peu près constante, l'apraxie apparaît en cas de lésions s'échelonnant du pli courbe à l'A (au cours des syndromes pariéto-pli courbe et du sillon interpariétal). Mais les observations que nous rapportons, concernant la région prérolandique autorisaient à dépasser largement ce territoire soit que, si le territoire de l'apraxie est un, il aille par dégradation des régions pariéto-pli courbe aux confins de la circonvolution de Rolando et du lobe préfrontal dans sa partie basse ; soit qu'il y ait des territoires séparés et, ce dernier (préfrontal) de moindre importance.

c) Malgré que le ramollissement du corps calleux s'accompagne toujours de lésions frontales, il ne semble pas que le rôle du corps calleux que nous préciserons au prochain chapitre, puisse être mis en discussion.

Essai physiologiqme

L'évolution de l'apraxie est très variable ; tantôt elle n'est qu'un trouble très fugace dont la réparation se fait en quelques jours, tantôt elle dure chroniquement.

A) Les conditions

a) L'âge ne nous semble par régir nécessairement l'évolution. Nous avons observé des malades au-delà de 80 ans qui ont entièrement guéri. Peut-être pas davantage les mêmes atteintes diffuses du cerveau comme on en voit dans l'affaissement psychique des vieillards. Nos octogénaires présentaient un puérilisme évident.

b) Il n'y a pas parallélisme entre l'évolution de l'aphasie et celle de l'apraxie ; nous n'avons pas observé de cas assez nombreux d'apraxies associées en régression (apraxie idéomotrice et apraxie idéatoire) pour en étudier l'évolution réciproque.

B) Essai d'explication physiologique

A) *Apraxie idéo-motrice.*

a) En cas de réparation de l'apraxie idéo-motrice, nous croyons que le centre jusque là subordonné (centre droit) développe pleinement ses possibilités d'action jusqu'à suppléer le centre gauche détruit et diriger l'eupraxie bilatérale.

Si après la destruction de la zone eupraxique gauche il y a un temps plus ou moins long, apraxie bilatérale, c'est en raison de l'inhibition du centre droit intimement uni à lui et choqué.

En cas d'apraxie bilatérale durable, il y a atteinte des deux centres ; ou bien, pour des raisons simplement physiologiques qui nous échappent, impossibilité pour le centre restant d'accomplir le rôle de suppléance possible en d'autres circonstances (nous avons vu que l'âge ne l'empêchait pas nécessairement).

b) Le choc traumatique explique les apraxies bilatérales à prédominance gauche en cas de lésions du cerveau droit. Si dans certains cas de lésion droite il n'est pas fait mention de la bilatéralité, c'est en raison de la fugacité du contre-coup traumatique ou de son absence.

c) Nous apportons deux observations d'écriture en miroir à gauche pour appuyer notre point de vue de deux zones régulatrices de la fonction gestuelle, une dans chaque hémisphère.

d) Le corps calleux permet l'harmonie gestuelle droite et gauche en soumettant le centre droit à la direction du centre gauche ; son atteinte crée ainsi une apraxie unilatérale gauche en privant le cerveau droit de sa direction habituelle et par choc ; celui-ci sera parfois assez violent pour faire apparaître une légère apraxie droite.

B) *Apraxie idéatoire.*

C'est le trouble d'une fonction strictement spéculative, fonction d'identification pragmatique, échappant de par son essence au mécanisme gestuel ; celui-ci, distinct d'elle, ne fait que l'extérioriser. Aussi semble-t-elle ne relever que des lésions temporo-pli courbe gauche.

Vu, le Doyen,   *Vu, le Président,*

ROGER.   ACHARD.

Vu et permis d'imprimer :

Le Recteur de l'Académie de Paris,

CHARLETY.

Bibliographie

BALDY. — Les syndromes de l'artère cérébrale antérieure. — Thèse Paris, 1927.

M. BRÉCY. — Les troubles de la sensibilité dans l'hémiplégie d'origine cérébrale. — Thèse Paris, 1903.

BING. — Aphasie und Apraxie, 1910.

BRISSAUD-MARIE. — Incuriosité des astéréognosiques. — Soc. Neur., 10 septembre 1903.

BRUM. — Archives suisses de neurologie et psychiatrie 1922. — Etudes cliniques et anatomiques sur l'apraxie.

CHRÉTIEN. — De la perception stéréognosique. — Thèse Paris, 1903.

CIARLA. — Il Policlinico, 1er janvier 1915, vol. XXII, fas. 1, p. 1.

CLAUDE et Mlle LOYEZ. — Etude anatomique d'un cas d'apraxie avec hémiplégie droite et cécité verbale. — Encéphale, 1913, 2º semestre, p. 289.

CLAUDE. — Soc. neurol., 24 février 1910 et Revue Neurol., 1910, p. 329.

DÉJÉRINE et EGGER. — Sur un cas de perte du sens stéréognosique avec intégrité de la sensibilité tactile. — Soc. Neurol., 1er oct. 1909.

FOIX. — Revue Neurol., 1922, p. 322.

FOIX, CHAVANY et SCHIFF-WERTHEIMER. — Apraxie idéo-motrice intense et persistante avec hémianopsie double. — Soc. d'opht., 31 mai 1916.

FOIX. — Contribution à l'étude de l'apraxie idéo-motrice, de son anatomie pathologique et de ses rapports avec les syndromes qui, ordinairement, l'accompagnent. — Revue neurol., 1916, p. 283.

FOIX. — Conception de l'aphasie temporo-pariétale dite aphasie de Wernicke. — Presse Médic., 4 nov. 1925.

D'HOLLANDER. — Apraxie : troisième congrès de neurologie et de psychiatrie, Anvers, 27-28 septembre 1907.

GUILLAIN, ALAJOUANINE et GARCIN. — Un cas d'apraxie bilatérale coïncidant avec une aphasie et une hémiparésie gauche chez une gauchère. Troubles bilatéraux de la sensibilité profonde. — *Revue Neurol.*, 1925, p. 116.

GOLDSTEIN. — Zeitsch für psych und Neurol., 1908, T. XI, p. 898.

HARTMANN. — Monatsch. für Psych. und Neurol., 1907, T. XXI, p. 97.

HEILBRONNER. — Ueber isolierte Apraktische Agraphie, Munch. Wochensels, 25 septembre 1906.

KOSTYLEFF. — Le fondement actuel de la psychologie. Le mécanisme cérébral de la pensée.

LAIGNEL-LAVASTINE et LÉVY-VALENSI. — *Encéph.*, 10 mai 1914.

LÉVY-VALENSI. — Le corps calleux. — Thèse Paris, 1910.

LÉVY (MAURICE). — Les ramollissements sylviens. — Thèse Paris, 1927.

LIEPMANN et MAAS. — Monatsch für Psych und Neurol., t. X, p. 214, 1907.

LIEPMANN. — Monatschrift für Psych und Neurol., 8-15 1900.

MAAS. — Neurol. Centralblatt, 1907, t. XXVI, p. 789 et 1910, T. XXIX, p. 962.

— Ein Tall von linkseitiger Apraxie und Agraphie. — Neurol. Centrbl., 1907.

P. MARIE et FOIX. — Phénomènes apraxiques avec lésion pariéto-temp. gauche. — *Revue neurol.*, janvier 1914.

P. MARIE et FOIX. — Les aphasies de guerre. — *Revue Neurol.*, 1917, n°s 2 et 3.

— Aphasie et apraxie. — *Revue Neurol.*, juillet 1914.

P. MARIE et BOUTTIER. — Etudes cliniques sur les modalités des dissociation ed la sensibilité dans les lésions encéphaliques. — *Revue Neurol.*, janv. 1922.

MARIE, BOUTTIER et PARCIVAL BELLEY. — A propos de faits décrits sous le nom d'apraxie idéo-motrice. — *Revue Neurol.*, juil. 1922.

— Planotopokinésie. — *Revue Neurol.*, 1922.

MAGALHAES LEMOS. — Aphasie de Wernicke et apraxie idéatoire avec lésion du lobe temporal gauche. — Comptes rendus Soc. Neurol., 11 juin 1911. — *Revue Neurol.*, 1914, p. 878.

MOUTIER. — L'aphasie de Broca. — Thèse Paris, 1907-1908, n° 66.

PICARD. — Perte de la vision mentale chez les mélancoliques. — Thèse Paris, 1918-19, n° 246.

RAYMOND (PROF.). — Cliniques dans *Bulletin Médic.*, 1909, n° 25.

ROSE. — Apraxie. — *Encéphale*, 11 nov. 1907. — *Semaine Médicale*, 1908, n° 6. — *Encéph.*, 1911, tome XX, p. 536.

Schiff-Wertheimer. — Les syndromes hémianopsiques dans les ramollissements cérébraux. — Thèse Paris, 1927.

Troude. — *Revue Scient.*, 26 juin 1920. — Traumatismes de guerre et pertes de substance cérébrale sans altération des facultés intellectuelles ni perte du souvenir.

Foester. — *Monatsch für Psych. und Neurol.*, 1913, p. 33.

Von Rad. — Zeitschrift für Neurol. und Psych., 1913, Tome XX, p. 36.

Von Woerkom. — La signification de certains éléments de l'intelligence dans la genèse des troubles aphasiques. — *Revue Neurol.*, 1919, n° 2, p. 113.

Von Monakow. — Les localisations cérébrales, 1 vol., Wiesbaden, 1914.

K. Wilson. — A contribution to the study of apraxia, Brain, 1903, p. 134.

— A contribution to the study of Apraxia with a review of the literature, Brain, 1908, p. 165.

— The phenomenon of tonic innervation and its relation to motor apraxia, Brain, 1914, p. 199.

Limoges, Imprimerie Commerciale Perrette